U0264623

EUROPEAN
SOCIETY OF
CARDIOLOGY®

2016 ACC/ESC 心血管疾病研究进展

主　编　李艳芳　聂绍平　王春梅

科 学 出 版 社
北 京

内 容 简 介

　　本书为 2016 年美国心脏病学会科学年会(ACC)和 2016 年欧洲心脏病学会科学年会(ESC)心血管疾病最新研究进展摘要,包括冠心病及急性冠脉综合征研究进展、抗凝及抗血小板治疗研究进展、心力衰竭研究进展、调脂治疗研究进展、心房颤动及瓣膜病相关研究进展,以及 2016 年 ESC 新发布的五个指南。

　　本书对心血管专业医师和非心血管专业医师的临床实践都有重要的指导意义,尤其适应心血管内科医师、全科医师参考应用。

图书在版编目(CIP)数据

2016 ACC/ESC 心血管疾病研究进展/李艳芳,聂绍平,王春梅主编.—北京:科学出版社,2016.10

ISBN 978-7-03-050164-6

Ⅰ.2…　Ⅱ.①李…　②聂…　③王…　Ⅲ.心脏血管疾病　Ⅳ.R54

中国版本图书馆 CIP 数据核字(2016)第 237295 号

责任编辑:于　哲　董　林／责任校对:郑金红
责任印制:赵　博／封面设计:龙　岩

科学出版社 出版

北京东黄城根北街 16 号
邮政编码:100717
http://www.sciencep.com

天津市新科印刷有限公司 印刷

科学出版社发行　各地新华书店经销

*

2016 年 10 月第　一　版　　开本:850×1168　1/32
2016 年 10 月第一次印刷　印张:4 3/8
字数:103 000

定价:24.00 元
(如有印装质量问题,我社负责调换)

编者名单

主　　编　　李艳芳　　聂绍平　　王春梅

副主编　　师树田　　高夏青　　曹晓菁

　　　　　王　梅　　艾　辉　　阙　斌

编　　者　　（以姓氏笔画为序）

马友才	王　冠	王　晓	王　梅
王　瑕	王　溪	王成钢	王春梅
王喜福	公　威	方珊娟	艾　辉
叶　明	冯斯婷	邢欣悦	师树田
刘　飞	孙晓冬	严　研	李庆祥
李艳芳	吴　溪	吴晓燕	宋俊迎
张　锋	张海波	张新勇	张慧敏
武文峰	范婧尧	周　璨	郑　文
赵雪东	郝　鹏	胡亦新	祖晓麟
贺晓楠	聂绍平	贾立昕	索　旻
高玉龙	高夏青	郭彦青	曹芳芳
曹晓菁	彭余波	蒋志丽	曾　源
甄　雷	阙　斌	魏路佳	

目　录

2016 年美国心脏病学会科学年会(ACC)亮点

北京安贞医院急诊中心　李艳芳　聂绍平

2016 年美国心脏病学会科学年会(ACC)于美国当地时间 4 月 2～4 日在美国中西部城市芝加哥举办。会议共收到来自全球不同国家和地区的 4000 多篇投稿,经专家审核入选 2400 多篇研究报告。今年 ACC 会议的主题是人类健康和生活方式。

ACC 主席威廉姆斯博士热心地关注心脏病学院正在展示的今年会议的主题:人类健康需要强调生活方式和预防。威廉姆斯博士指出:一年一度的西蒙达克讲座今年命名为人类健康。来自费城大学的戴维纳什博士和麦迪逊大道的汤普森在会议上做了题为生活医学的讲座:少一点药物,多一点性感和更多的摇滚乐。

会议的主要亮点有 FDA 和美国本土心脏病学专家罗伯特·卡里夫教授的心血管医学证据和实践的学术报告,以及从 115 个申请者中脱颖而出的 20 多个具有特色的最新临床试验。

与人类健康主题完美契合、最具特色的研究报告是 3 位合作者对初级预防、心脏预后、预防评估的 HOPE-3 试验。研究入选了 12 000 多例患者,探索了瑞舒伐他汀、坎地沙坦加氢氯噻嗪,以及两种研究方案联合的临床预后。参试者的女性和男性均大于 60 岁,而且 55 岁之前没有心血管疾病和卒中病史,目前至少有一个中等程度的心血管疾病风险,如吸烟、高密度脂蛋白胆固醇低、血糖控制不佳、肾功能不全或冠心病家族史。有 20 多个不同文化的国家参加了 HOPE-3 试验,其中一半是女性,大多数是非欧洲裔。试验结果表明,低剂量瑞舒伐他汀 10mg 对中等风险人群(心血管疾病发生率约为每年 1‰)降低长期心血管事件明显优于安慰剂。另外,单纯降压每日 16mg 坎地沙坦＋12.5mg 氢氯噻嗪,尽管有 6mmHg 的收缩压和 3mmHg 舒张压的降低,但在降低心血管事件上并不优于安慰剂。对于高血压患者,当收缩压＞143.5mmHg 时,联合终点显著获益。

　　主会场开幕式后报告的最新临床试验——经导管主动脉瓣置换(TAVR)的 PARTNER 2A 试验,随机入选了 5600 多例有症状的主动脉瓣狭窄患者,入组后将患者分为无效、高外科手术风险,以及中等程度外科手术风险三个危险分层,根据危险分层将患者分到外科主动脉瓣置换组(SAVR)和应用爱德华兹 Sapi-enXT 或 Sapien3 经导管瓣膜置换的 TAVR 组。据纽约哥伦比亚大学的史密斯博士介绍,在美国,尤其是在欧洲,TAVR 已经进入中危患者的治疗。CoreValve 高风险研究入选的患者平均 STS 是 7.3(手术风险评分)。试验结果表明,主要终点:2 年的死亡率和致残率在有症状的严重主动脉瓣狭窄伴中度风险的患者(STS PROM 评分 4%～8%,中位数 5.8%),TAVR 劣于 SAVR。TAVR 组 30d 的血管并发症明显升高,而新发心房颤动、急性肾损伤、出血等在 SAVR 组更高。2 年内两种治疗策略的瓣膜性能相似,但中度至重度 PVL 在 TAVR 组更高。

　　芝加哥会议的更多报告集中在 PCSK9 抑制剂试验。不能耐受他汀类药物的患者采用 PCSK9 抑制剂抗体的 GAUSS-3 试验实现了共同终点。evolucumab 与依折麦布治疗 24 周以上相比,进一步显著降低 LDL-C 水平,结果优于依折麦布。GAUSS-3 试验回答了长期以来困扰心血管专家的一个问题,他汀类药物不能耐受很普遍,主要表现为肌肉疼痛或痉挛。在临床实践中,医生看到了他汀试验令人信服的结果,但当服用他汀类药物的患者诉说肌肉疼痛时,医生总要尽量排除药物的原因,但这种症状确实由他汀类药物所致。

　　GAUSS-3 试验的主要目的是比较不能耐受他汀类药物的患者,换用两种非他汀类药物,通过常规标准来判定他汀药物的耐受性,探索真正不能耐受他汀的自然比率。入选的 500 多例患者在试验初期双盲给药,分别接受阿托伐他汀每天 20mg 或安慰剂共 10 周,随后 2 周洗脱期,然后分别交换用药安慰剂和阿托伐他汀。evolocumab 与依折麦布相比,在具有他汀类药物不耐受肌肉相关性的患者,可安全有效地降低 LDL-C。虽然有 25% 以上的患者出现了肌肉相关不良事件,但停药的比率很低。另外,evolocumab 还显示出在降低脂蛋白(a)和升高 HDL-C 等方面的良好作用。该试验增强了 PCSK9 抑制剂临床应用的良好证据。目前,PCSK9 抑制剂的试验还在继续。关于其长期安全性与有效性有待进一步研究,特别是其对于神经认知功能的影响。

在同一个最新临床试验会场上进一步明确了多种家族性高胆固醇血症(FH)的临床定义,专家们认为 FH 至少是 3 个基因 LDLR、APOB、PCSK 9 中的任何一个单基因出现了突变。临床医生往往认为严重升高的 LDL-C 是由于 FH,但常常可能由于生活方式的变化,多种常见基因变异对小而密的 LDL-C 的个体化影响可导致 LDL-C 显著升高。另外,还有次要原因如甲状腺功能减退。先前的几个试验通过基线 LDL-C 水平升高来筛选个体,并使用相关基因测序来确定可识别的 FH 基因突变。目前的研究不仅仅是观察重度胆固醇升高人群 FH 基因突变所占比率,更需要确定基因突变情况 CAD 是否不同于或超越了所观察到的 LDL-C 水平。在 LDL-C≥190mg/dl 的人群中基因测序仅能够确定<2%FH 基因突变,但在任意水平 LDL-C 人群中,FH 基因突变携带者 CAD 风险显著增加。

在整体最新临床试验中,从基于 Stepathlon 程序的 Stepathlon 心血管健康研究:一个"全球运动健康、群众参与体育活动干预",看运动对慢性疾病、肥胖和心理健康的影响。Stepathlon 心血管健康研究已在 60 多个国家组成团队协调中心,参与者达 70 000 多名。

最新临床试验报告了胸痛选择试验(CPC)的结果。CPC 入选了 900 多例因胸痛在急诊科就医,不考虑进一步检测的患者。将患者随机分到常规治疗和医患共同决策做出胸痛选择辅助治疗两组,治疗决策工具在无结局恶化的患者中能够促进患者参与和提升满意度。

大会报告了两项最新 STEMI 患者 PCI 治疗的临床试验,DANAMI 3-DEFER 和 DANAMI3-iPOST 研究。DANAMI 3 研究入选症状持续 12h 以内、至少两个连续心电图导联上 ST 段抬高 0.1mV 以上或者新发左束支传导阻滞的 1215 名 STEMI 患者,探讨了延迟支架置入对 STEMI 患者的临床结局。结果表明:在 STEMI 患者常规延迟支架置入与传统治疗相比较不能减少死亡、心力衰竭、心肌梗死、再次血运重建的发生。DANAMI3-iPOST 研究纳入了 1214 名发病 12h 内、拟接受 PCI 和溶栓治疗的 STEMI 患者,探讨了缺血后处理对于 STEMI 患者直接 PCI 治疗的临床效果。结果表明:STEMI 患者在直接 PCI 时进行缺血后处理并不优于传统的直接 PCI。

国际早期的 BAMI 试验将 STEMI 患者在救护行进途中随机分为接受美托洛尔 5mg 静脉注射或安慰剂组。在抵达有 PCI 设备的医院后第二次给予同样用药。试验随机入选了 638 例患者,初始治疗目标是减少心肌梗死范围,以发病后 12h 肌钙蛋白峰值作为评判指标,但在试验的第二年将一级终点梗死范围大小的测量改为磁共振成像(MRI),因 MRI 可以更精确地测量梗死面积,但最终只有 342 例患者(占 54%)进行了 MRI 检测。该试验还观察了 30d 内对恶性室性心律失常、心动过缓、低血压和休克等二级终点的主要不良心血管事件的治疗作用。该研究结果表明,STEMI 患者直接 PCI 术前常规早期静脉应用美托洛尔不能减少心肌梗死面积。

在同一最新临床试验会场,公布了观察手术操作程序对前瞻性 STS/ACC TVT 的注册研究结果。该试验共入选了 15 000 多例接受过 TAVR 手术的严重主动脉瓣狭窄患者,观察了术后 30d

主要不良心血管和脑血管事件的发生率。

胺碘酮、利多卡因或安慰剂的随机试验（ALPS）涉及院外非外伤性心室颤动或无脉性室性心动过速对初次电复律无反应的抗心律失常辅助用药问题。研究评估了入选的 3000 例患者，比较了 3 种干预措施，包括新型胺碘酮药物对存活率和出院率的影响。研究结果表明，因 VT/VF 而发生 OOHCA 的患者，胺碘酮、利多卡因和安慰剂三种治疗措施对存活出院、存活者神经状态良好结局的影响没有显著差异。虽然两个积极药物治疗组的结果数字不理想，但在这些总体预后非常严峻的患者，药物可能不是一个坏的选择。总的来看，三种措施相比之下胺碘酮的数值效益更大，而最重要的参数是 OOHCA 患者开始心肺复苏的时间。

ACC 主会场还发布了 FIRE 和 ICE 的试验结果，阵发性房颤应该通过射频消融终止，问题在于安全性和有效性如何，赞成 FIRE 还是满足于 ICE。该研究随机入选了 770 例有症状、药物难治性房颤患者，使用硬件模式随访临床失败的一级有效性终点（包括心律失常再发，新处方抗心律失常药物治疗，或反复射频）和一级安全性终点，包括死亡、卒中和其他事件。对于药物治疗无效的阵发性房颤患者，冷冻球囊消融治疗的有效性和安全性均不劣于射频消融，两种方法的整体安全性无明显差别。

节律控制与频率控制的争论或多或少建立在至少现在与外科无关的非瓣膜性房颤领域，但同样的困境是术后房颤的测试。入选的 520 例患者有冠状动脉搭桥或外科瓣膜修补或两者均存在的病史。外科手术 7d 内出现过至少持续 60min 心房颤动的患者被随机分为节律控制（胺碘酮或直流电转复）和频率控制（β 受体阻滞剂、钙通道阻滞剂或地高辛）两种策略治疗组。该试验主要评估总的住院天数，但也观察心律失常或分配的治疗方案的事件发生率，以及转复为稳定频率的时间。试验结果表明，心外科术后心房颤动患者的频率控制与节律控制（应用胺碘酮和直流电复律）有效性相似。这些患者应首选频率控制，与阵发性心房颤动的治疗措施相同。心脏外科的术后心房颤动很常见,具有较高的死亡率和发病率。目前的试验有几点值得注意,首先,在两组之间有较高的治疗策略交叉率(20%～25%),可能会导致结果偏向于无效;其次,瓣膜术后患者与冠脉搭桥术后患者的心房颤动有所不同。虽然炎症是共同的主题,但瓣膜病患者存在左心房扩大和左房壁应力增加,可能促进了心房颤动的发生和发展,因此,更有效的节律控制策略,如导管射频消融或应用Ⅲ类抗心律失常药物需要在未来的试验中做进一步评估。

冠脉造影剂诱发的造影剂肾病试验(CARIN)是一个随机、安慰剂对照观察 CMX-2043 对心肌和肾脏保护作用的研究。该研究入选了因急性冠脉综合征(ACS)或疑似同类疾病做过导管检查或治疗的患者 361 例。CMX-2043 是一种 Akt 信号转导通路上具有抗凋亡等保护作用的实验性细胞调节器,被认为可通过多种机制起到保护肾脏作用。该研究结果表明,三种不同剂量的 CMX-2043 和安慰剂均不能降低冠状动脉造影或 PCI 术后 AKI 的发生。在围术期心肌梗死和其他心血管事件的发生率上各组之间也无显著性差异。

近年来,在 RAAS 抑制剂领域寻找有效抗心力衰竭药物取得了成功。最后一场最新临床试验会议公布了肾素抑制剂阿利吉仑和依那普利联合与依那普利单药治疗可将心力衰竭不良预后降到最小的 ATMOSPHERE 试验结果。试验随机入选了 7000 多例 NYHA 心功能分级 2～4 级、LVEF＜35% 的心力衰竭患者,在稳定剂量的 ACEI 条件下,随访患者 4 年的心血管死亡或心力衰竭住院率。研究结果表明,在心力衰竭患者,阿利吉仑单药或与依那普利联合并不优于依那普利单药治疗,试验未达到非劣势标准,而且阿利吉仑组有较高的不良事件发生率,包括低血压和低血钾。

先进的缺血性心力衰竭研究是细胞治疗,ixCELL-DCM 试验达到了一级终点目标。推测在死亡率、心血管住院率或计划外的门诊患者 12 个月的门诊、急诊就诊率上获益。会议还将报道由维里塞尔发起的经心内膜导管注射自体骨髓间充质细胞和活化的巨噬细胞 ixmyelocel-T 的 2 期临床试验结果。与安慰剂相比，经心内膜释放 ixmyelocel-T 细胞治疗心力衰竭使 12 个月心脏事件发生率、心脏死亡率、心脏原因的再住院率显著降低。临床事件的改善比左心室射血分数的改善更有意义。因此，需进一步的研究明确这项治疗获益的机制。本研究结果令人充满希望，显示出未来的心力衰竭治疗中干细胞具有重要的潜能。

主会场的心力衰竭最新临床试验中，公布了 IMPEDANCE-HF 的研究结果。NYHA2～4 级的收缩性心力衰竭患者外穿肺阻抗监测器——水肿守卫者，监测器的优势在于可警告即将发生的肺水肿，使医生关注抗心力衰竭药物治疗的调整。IMPED-ANCE-HF 试验通过用或不用非介入监测器做指导进行标准临床评估随机化缩短了 300 例患者的治疗，并随访了 12 个月的心力衰竭住院率。研究表明，非侵入性肺阻抗指导的治疗在降低充血性心力衰竭患者 1 年及以上住院率方面优于常规治疗。

2016 年的 ACC 有许多新的临床研究结果问世，新试验中的新方法、新理念、创新点将给全世界的医务工作者带来临床治疗的新突破，并为广大心血管疾病患者带来新的生命希望。

一、专 家 共 识

非他汀药物降低 LDL-C 治疗在动脉粥样硬化性
心血管病风险管理中的作用

2016 年 ACC 发布了非他汀药物降低低密度脂蛋白胆固醇（LDL-C）治疗在动脉粥样硬化心血管疾病（ASCVD）风险管理中作用的专家共识。

以下是专家共识的 15 项要点。

1. 此次 ACC 专家共识的创建以最新临床试验数据为基础，旨在弥补目前推荐降低 LDL-C 治疗的不足，降低高危患者 ASCVD 风险。

2. 2013 年的 ACC/AHA 胆固醇指南明确了降低 ASCVD 风险的四类主要他汀治疗获益人群：①年龄≥21 岁的 ASCVD 患者；②LDL-C≥190mg/dl 且年龄≥21 岁的人群（血脂升高并非由可调控因素引起）；③ 40～75 岁，无 ASCVD，但有糖尿病，且 LDL-C 70～189mg/dl；④40～75 岁，无 ASCVD 和糖尿病，LDL-C 70～189mg/dl 且汇集队列方程计算的 10 年 ASCVD 风险≥7.5% 的人群。

3. 2013 年指南推荐使用高强度或中等强度他汀药物进行一级或二级预防，根据不良反应、高龄、药物间相互作用或并发症调整他汀药物的剂量。

4. 该专家共识以 2013 年指南证据基础为依据，结合了烟酸、依折麦布及最近被批准的 PCSK9 抑制剂（alirocumab 与 evolocumab）等新的临床试验数据。2013 年指南为目前专家共识小组增加的非他汀药治疗提供了框架基础，并为特殊患者提供了更详细的降脂治疗推荐方案。

5. 专家共识小组解决了 3 个问题，包括：①哪些患者应该考虑非他汀治疗;②哪些情况需要考虑非他汀治疗,真正不能耐受他汀的患者应该考虑哪类治疗方案;③ 若联合非他汀药物治疗,应考虑哪种药物,用药顺序如何。

6. 推荐非他汀药物治疗的前提是确保患者拥有健康的生活方式。

7. 与 2013 年指南推荐一致的是启动降脂治疗之后应规律监测空腹 LDL-C 水平,之后依照情况每 3～12 个月评估 1 次。

8. 怀疑他汀药物不耐受时的解决方法包括:暂时停用他汀药物、减量、再次给药首选不同代谢途径的他汀药物(可尝试 2～3 种),或者对半衰期较长的他汀药物间歇给药(1～3 次/周)。

9. 对于存在 ASCVD 或 LDL-C≥190mg/dl 的高危患者,若经可耐受的最大剂量他汀治疗后 LDL-C 较基线水平下降不足 50%,应考虑联合应用非他汀药物。

10. 该共识也为加用非他汀药物需要考虑的其他因素提供了指导:包括 LDL-C 水平达标、现有的安全性及耐受性科学证据的范围、潜在的药物相互作用、额外降低 LDL-C 对减少 ASCVD 事件的影响、治疗成本、药物储存的方便性、用药负担、给药途径、影响用药依从性的潜在因素及患者的意愿。该专家共识强调 LDL-C 水平不是联合应用非他汀药物治疗的硬性指标,但 LDL-C 水平是在患者个体化治疗这一更广阔的背景下需要被考虑的因素。

11. 应考虑向他汀不耐受的高危患者及家族性高胆固醇血症的患者推荐脂质专家和注册营养师。

12. 在大多数患者治疗方案中,依折麦布是首先被考虑的非他汀药物,该药物的安全性和耐受性已被证实。一项纳入急性冠脉综合征患者的试验表明依折麦布虽然温和,但在联合中等强度他汀时是有效的。

13. 依折麦布不耐受的患者应考虑使用胆汁酸螯合剂(BAS),但三酰甘油>300mg/dl 者应避免使用 BAS。

14. 在高危 ASCVD 患者或家族性高胆固醇血症患者,若使用可耐受的最大剂量他汀并联合依折麦布治疗后血脂仍未达标应考虑使用 Alirocumab 或 evolocumab。由于这类药物缺乏长期的安全性和有效性的数据,不推荐应用于无家族性高胆固醇血症患者的一级预防。

15. 对于纯合子家族性高胆固醇血症患者,强烈推荐其向血脂专家进行咨询,同时推荐使用他汀和非他汀(包括依折麦布,BAS)药物治疗,必要时考虑使用 lomitapide、mipomerson 及 LDL-C 血浆分离置换治疗。LDL-C 血浆分离置换也被批准用于杂合子家族性高胆固醇血症患者的治疗。

(北京安贞医院急诊中心　高夏青　邢欣悦　译　李艳芳审校)

二、冠心病与急性冠脉综合征研究进展

(一)CMX-2043 不能降低冠状动脉造影或 PCI 术后造影剂肾病的发生率——CARIN 研究

2016 年 ACC 主会场的最新临床试验公布了 CARIN 研究结果。

研究目的：评估 CMX-2043 在降低 PCI 术后急性肾损伤(AKI)的安全性和有效性。

试验设计：接受冠状动脉造影的患者按 1:1:1:1 随机分为四组,分别进入 CMX-2043 2.4mg/kg 组($n=87$)、3.6mg/kg 组($n=94$)、4.8mg/kg 组($n=87$)及安慰剂组($n=93$)。共纳入患者 3503 名,随访 90d,患者平均年龄 67 岁,女性占 42%,基线 eGFR 为 45ml/(min·1.73m^2),接受水化治疗比例为 45%。

纳入标准：冠脉造影后最大可能行冠脉介入治疗(PCI)的患者,除外 ST 段抬高型心肌梗死的急性冠脉综合征,拟行 PCI 术且所需造影剂>75ml、或负荷实验提示≥2 个缺血区域,eGFR 15.0~45.0ml/min 或 eGFR 45.1~60.0ml/min 且至少满足以下任意一条：年龄>75 岁,糖尿病,射血分数<40%,低血压,充血性心力衰竭。

排除标准：终末期肾病(eGFR<15ml/min),STEMI,心脏骤停,恶性心律失常。

研究结果

主要终点：CMX-2043 三个不同剂量组 2.4mg/kg、3.6mg/kg、4.8mg/kg 及安慰剂组介入术后第 4 天的 AKI 发生率分别为 25.6%、25.3%、18.9%、18.6%($P>0.05$)。

次要终点：术后 90d 的平均 eGFR 分别为 42.7ml/min、45.8ml/min、43.8ml/min、44.6ml/min($P>0.05$);主要肾脏不

良事件分别为 48.2%、55.6%、46.3%、38.2%（$P>0.05$）；进行透析的比率分别为 1.2%、1.1%、0%、1.1%（$P>0.05$）；主要心脏不良事件分别为 2.4%、11.1%、3.8%、4.5%（$P>0.05$）；心肌梗死分别为 1.2%、7.8%、1.3%、1.1%（$P>0.05$）。

评论：CMX-2043 是一种强效的 α-硫辛酸制剂，被认为可通过多种机制起到保护肾脏作用。该研究结果表明，三种不同剂量的 CMX-2043 和安慰剂均不能降低冠状动脉造影或 PCI 术后 AKI 的发生。在围术期心肌梗死和其他心血管事件的发生率上各组之间也无显著性差异。

（北京安贞医院急诊中心 曹晓菁 李庆祥 李艳芳 译）

（二）STEMI 患者直接 PCI 前早期应用 β 受体阻滞剂——EARLY-BAMI 研究

2016 年 ACC 主会场最新临床试验公布了 EARLY-BAMI 研究结果。

研究目的：评估早期静脉应用美托洛尔在准备行直接经皮冠状动脉介入治疗术（PCI）的 ST 段抬高型心肌梗死（STEMI）患者中的安全性和有效性。

试验设计：本试验共纳入 683 名患者，随访 30d。患者以 1：1 比例随机分配到美托洛尔 5mg 静脉注射组（$n=336$）或安慰剂对照组（$n=347$），若收缩压（BP）>100mmHg 且心率>60 次/分，则在直接 PCI 前对患者静脉注射 2 次美托洛尔，第一次在救护车上，第二次在 PCI 医院的导管室中。

纳入标准：年龄>18 岁；30min$<$急性 STEMI 症状<12h。

排除标准：Killip 心功能分级 Ⅲ/Ⅳ 级；收缩压$\leqslant100$mmHg；心率$\leqslant60$ 次/分；二度或三度房室传导阻滞；既往 MI；已知患者合并哮喘、置入起搏器或 ICD；孕妇或哺乳期妇女。

纳入患者基线特征：患者平均年龄 62 岁，其中 25% 为女性，

16％合并糖尿病，19％有院前 β 受体阻滞剂用药史，51％为前壁心肌梗死，92％发病时间＜6h。入院时平均血压 137.6/82.5mmHg，平均心率 76.5 次/分，44％为多支血管病变。

研究结果

主要终点：30d 时延迟增强心脏磁共振成像（CMR）评估的心肌梗死面积，在美托洛尔组与对照组分别为 15.3％和 14.9％，$P=0.61$。

次要终点：CMR 测定的左心室射血分数在美托洛尔组与对照组分别为 51％ 和 51.7％，$P=0.68$，症状性心动过缓 1.5％和 0.6％，$P=0.28$，心源性休克 1.5％ 和 0.6％，$P=0.28$，急性期室性心律失常 3.6％ 和 6.9％，$P=0.05$，30d 主要不良心脏事件 6.2％ 和 6.9％，$P=0.72$。

结论：EARLY-BAMI 试验表明 STEMI 患者直接 PCI 术前常规早期静脉应用美托洛尔不能减少心肌梗死面积。

评论：该研究结果表明，直接 PCI 前早期常规静脉应用美托洛尔并不能使 STEMI 患者心肌梗死面积减少。该研究排除了心源性休克、高危和存在高度房室传导阻滞的患者。METOCARD-CNIC 试验观察到前壁 STEMI 患者早期静脉应用 β 受体阻滞药有潜在获益，但这一获益在亚组分析中并不显著。

本试验的不足之处：进行主要终点 CMR 评估的患者样本量太小（不足 45％），这会降低整体的检验效能。未行 CMR 检测的患者比行 CMR 检测的患者病情更重。

（北京安贞医院急诊中心 高夏青 武文峰 译 李艳芳 审校）

（三）Losmapimod 抑制 p38 MAP 蛋白激酶改善急性冠脉综合征患者的临床结局——LATITUDE-TIMI 60 研究

2016 年 ACC 主会场，来自布莱根妇女医院的心脏病学家

Michelle L. O'Donoghue 公布了其牵头的 LATITUDE-TIMI 60 研究一期结果。

研究目的:评估 P^{38} 有丝分裂原激活蛋白(MAP)激酶抑制剂 Losmapimod 用于急性心肌梗死患者(AMI)的临床结局。

试验方法:3503 例住院 AMI 患者(平均年龄 67 岁,29％为女性,糖尿病 33％)随机接受 Losmapimod 7.5mg/d($n=1738$)或安慰剂($n=1765$)联合指南推荐的标准治疗。主要终点是 12 周时心血管死亡、心肌梗死或因严重复发性缺血而需要血运重建的复合终点事件。研究者对受试者进行了额外 12 周的随访。

研究结果:12 周时,Losmapimod 组与安慰剂组各有 8.1％与 7％发生主要终点事件($P=0.24$),其中心血管死亡为 2.1％ 和 2.5％;心肌梗死为 5.3％ 和 4.3％;次要终点:卒中为 0.8％ 和 0.9％,确定的或可能的支架内血栓为 0.9％ 和 1.5％,严重的不良反应为 16.0％和 14.2％。

研究结论:MAP 激酶抑制剂 Losmapimod 未能给急性心肌梗死患者带来获益。

评论:该试验原计划分为两期,因为一期未得到阳性结果,研究者宣布取消二期研究计划。

(北京安贞医院急诊中心　师树田　冯斯婷　译　李艳芳审校)

(四)缺血后处理对接受直接 PCI 的 STEMI 患者无益——DANAMI 3-iPOST 研究

2016 年 ACC 主会场,来自丹麦哥本哈根 Rigshospitale 大学医院的 Thomas Engstrom 博士报告了 DANAM3-iPOST 的结果。

研究目的:探讨缺血后处理对于 ST 段抬高型急性心肌梗死(STEMI)患者直接经皮冠状动脉介入(PCI)治疗的临床效果。

研究方法:本研究纳入了 1214 名发病 12h 内、拟接受 PCI 和溶栓治疗的 STEMI 患者,其梗死相关动脉的 TIMI 血流为 0～1 级;按照 1:1 的比例随机分配到缺血后处理组($n=617$)和传统 PCI 组($n=617$)。患者平均年龄 62 岁,女性患者占 21%,糖尿病患者占 9%。其他基线特征包括:梗死部位前壁占 45%,下壁占 52%;中位支架数为 1,长度为 23mm;药物洗脱支架占 93%;多支病变占 40%;血栓抽吸率为 58%;血小板糖蛋白 Ⅱb/Ⅲa 受体抑制剂应用率为 13%;替格瑞洛应用率为 40%;普拉格雷应用率为 44%。缺血后处理组患者在冠状动脉血流恢复后立即使用球囊在罪犯病变或支架处扩张 4 次,每次持续 30s,期间间隔 30s。随访 37.5 个月。主要终点为全因死亡率或心力衰竭住院治疗的复合终点。

研究结果:随访期间缺血后处理没有降低终点发生率(10.5% 和 11.2%;HR 0.93;95% CI 0.66～1.30;$P=0.66$)。组成复合终点的主要部分:全因死亡率为 6.2% 和 8.1%,$P=0.18$;心力衰竭住院率为 4.9% 和 4.9%,$P=0.96$。次要终点:再发心肌梗死率为 5.4% 和 4.7%,$P=0.64$;LVEF 分别为 52.7% 和 50.8%,$P<0.05$;LVEF$>$45% 的患者比例为 80% 和 72%,$P=0.015$。

结论:STEMI 患者在直接 PCI 时进行缺血后处理并不优于传统的直接 PCI。

评论:研究缺血后处理的小规模的研究很多,这一项研究是迄今为止最大的一项。虽然本研究中 18 个月后的 LVEF 有所改善,但是因心力衰竭住院的患者并没有减少,需要在未来的研究中进一步探讨其背后深层次的机制。

（北京安贞医院急诊中心　师树田　范婧尧　译　李艳芳审校）

（五）延迟支架置入对 STEMI 人群无益——
DANAMI 3-DEFER 研究

2016 年 ACC 主会场公布了 DANAMI 3-DEFER 研究结果。

研究目的：探讨延迟支架置入对 ST 段抬高型心肌梗死（STEMI）患者的临床结局的影响。

研究方法：本研究是一项开放标签的随机对照试验，在丹麦的四个 PCI 中心进行。共入选症状持续 12h 以内、至少两个连续心电图导联上 ST 段抬高 0.1mV 以上或者新发左束支传导阻滞的 1215 名 STEMI 患者。以 1∶1 比例随机分为立即支架置入的传统 PCI（$n=612$）或者延迟置入 PCI（$n=603$）两组。后一组中，梗死相关动脉血流稳定后约 48h 重新评估支架置入的需要。主要终点定义为由全因死亡率、心力衰竭住院率、再发心肌梗死及 2 年内任何原因引起的靶血管再次血运重建。

研究结果：中位随访时间为 42 个月。主要终点事件发生率在标准治疗组和延迟支架置入组分别为 109 例（18%）和 105 例（17%），无统计学差异。操作相关性心肌梗死、需要输血或外科手术的出血事件、对比剂相关肾病以及卒中等在标准治疗组发生 28 例（5%）、延迟支架置入组 27 例（4%），两组之间无统计学意义。在首次手术后中位时间 18 个月时，延迟支架组的 LVEF 略高（中位数 60% 比 57%；$P=0.04$）。

结论：在 STEMI 患者常规延迟支架置入与传统治疗相比较不能减少死亡、心力衰竭、心肌梗死、再次血运重建的发生。

评论：常规延迟支架置入，往往导致靶血管血运重建率升高，可能因为在 48h 后有 15% 的二次操作是不必要的，而传统治疗方法不必要的操作仅占 3%。18 个月后的延迟支架组 LVEF 的略微提高,目前尚不能根据现有数据进行解释,也不能影响临床治疗策略。

（北京安贞医院急诊中心　师树田　张海波　译　李艳芳审校）

三、心力衰竭研究进展

(一)补充维生素 D 提高心力衰竭患者的
心功能——VINDICATE 研究

2016 年 ACC 主会场在 4 月 4 日公布的一项临床研究表明，补充维生素 D 可提高心力衰竭患者的心功能。这项研究同步发表在美国心脏病学会杂志上。

试验设计:该试验为随机、双盲对照研究,共纳入 223 名由于继发性左心室收缩功能不全和维生素 D 缺乏[25(OH) 维生素 D_3 $<$50nmol/L ($<$20ng/ml)]导致的慢性充血性心力衰竭患者,入选患者分别进入补充维生素 D 组[4000U (100μg) 25(OH)D_3/d]和安慰剂组。共有 163 名患者完成了研究。

研究结果:主要终点,从基线水平到 1 年后 6min 步行距离的变化。次要终点,1 年后测定左心室射血分数。结果显示,补充维生素 D 虽然没有提高 6min 步行距离,但使 25-OH 维生素 D_3 的水平升高,并提高了心功能,使左心室射血分数从基线水平的 26% 提升了 6.07 个百分点。12 个月后,补充维生素 D 组在超声心动图评估的左心室功能、腔室大小和容积等指标均优于安慰剂组。

评论:研究者认为,通过补充维生素 D,有益于拮抗心肌重塑。慢性心力衰竭患者经常缺乏维生素 D,而心力衰竭患者中维生素 D 水平的降低也预示着更严重的病情及更差的预后。

(北京安贞医院急诊中心　曹晓菁　张慧敏　译　李艳芳审校)

（二）非侵入性肺阻抗指导的预先治疗降低充血性心力衰竭患者住院率——IMPEDANCE-HF 研究

2016 年 ACC 主会场的最新临床试验公布了 IMPEDANCE-HF 研究结果。

研究目的：评估肺阻抗指导的治疗对降低充血性心力衰竭患者住院率的疗效。

试验设计：共纳入 256 名射血分数减低的充血性心力衰竭患者，按 1:1 随机分为非侵入性肺阻抗指导的治疗组（$n=128$）和常规治疗组（$n=128$），随访期限 12 个月，患者平均年龄为 67 岁，女性患者占 20%。

纳入标准：充血性心力衰竭患者；左心室射血分数≤35%；NYHA Ⅱ～Ⅳ级。

研究结果：主要疗效终点为 1 年内住院率，非侵入性肺阻抗指导的治疗组和常规治疗组分别为 0.52 和 1.23（每病人年，$P<0.001$）。次要疗效终点为全因死亡和心血管死亡，肺阻抗指导的治疗组显著低于常规治疗组（$P<0.001$）。随访期内呋塞米、β受体阻滞剂、血管紧张素转换酶抑制剂/血管紧张素受体拮抗剂等临床用药有显著改变（$P<0.05$）。

评论：研究表明，非侵入性肺阻抗指导的治疗在降低充血性心力衰竭患者 1 年及以上住院率方面优于常规治疗。该研究是在两个中心进行的小型临床试验，需要在未来进行更大规模的多中心试验来验证这一结果，并对设备、置入方法、花费、安全性等更多细节进行仔细评估。近年来，充血性心力衰竭的远程监测引起了广泛关注，因其获益的结果，CardioMEMS HF 系统（可感知肺动脉压的升高）最近已获批用于心力衰竭的监测。

（北京安贞医院急诊中心　曹晓菁　严　研　译　李艳芳审校）

（三）迷走神经刺激治疗心力衰竭——INOVATE-HF 研究

2016 年 ACC 主会场，来自南卡罗来纳医科大学心血管中心的 Michael R. Gold 教授报告了 INOVATE-HF 研究结果。

研究目的：评估刺激迷走神经（VNS）治疗射血分数降低的心力衰竭的有效性和安全性。

研究方法：INOVATE-HF 是一项前瞻性、随机、多国家参与的临床试验，入选患者必须满足 NYHA 心功能Ⅲ级并且 EF<40%。共入选包括 85 个临床中心的 707 例患者，以 3:2 的比例将患者随机分入应用器械 VNS 治疗组（$n=436$）和药物对照组（$n=271$）。入选患者平均年龄 61 岁，女性占 19%。左心室射血分数（LVEF）在对照组为 25%、治疗组为 24%。

研究的主要有效性终点为："全因死亡或者首次心力衰竭恶化事件"的复合终点。安全性终点则是 90d 内发生的器械相关并发症。由于主要有效性终点中存在较多无用数据，该研究于 2015 年 12 月 15 日被提前终止。

研究结果：该试验平均随访了 16 个月。主要有效性终点发生率：VNS 组 132 例，药物治疗组 70 例（30.3% vs. 25.8%，危险比 1.14；95% CI 0.86:1.53；$P=0.37$）。在试验期间，估计年死亡率分别为 9.3% 和 7.1%（$P=0.19$）。生存质量方面，NYHA 心功能分级和 6min 步行试验距离有利于 VNS 组（$P<0.05$），但左心室舒张末径没有明显差异（$P=0.49$）。

研究结论：VNS 不能减少慢性心力衰竭患者的死亡或心力衰竭相关事件。

评论：该试验研究者 Michael R. Gold 教授表示，虽然没有达到预期的疗效，但是他们仍然认为这项技术具有前景；并希望未来找到新的研究方法，包括对试验数据进行进一步的亚组分析。

（北京安贞医院急诊中心　师树田　艾　辉　译　李艳芳　审校）

（四）减少心力衰竭患者临床事件的阿利吉仑
试验-ATMOSPHERE 试验

2016 年 ACC 主会场的最新临床试验公布了 ATMOS-PHERE 试验结果。

研究目的：比较阿利吉仑单药或加入依那普利与依那普利单药治疗，在有症状的慢性心力衰竭患者的安全性和有效性。

试验设计：共纳入 7012 例心力衰竭患者，平均年龄 67 岁，其中女性占 42%，糖尿病占 28%，平均收缩压 123mmHg，应用 β 受体阻滞剂比率为 92%，平均随访时间 36.6 个月。入选后随机以 1:1:1 的模式分为 3 组。1 组（2340 例）每天服用阿利吉仑 300mg；2 组（2336 例）每天服用依那普利 5～10mg；3 组（2340 例）每天服用依那普利 5～10mg＋阿利吉仑 300mg。

入选标准：年龄 ≥18 岁，NYHA 心功能分级 Ⅱ～Ⅳ级，平均左心室射血分数（LVEF）≤0.35，B 型尿钠肽（BNP）≥150pg/ml（NTpro-BNP ≥600pg/ml），或 12 个月内因心力衰竭住院 BNP≥100pg/ml（NTpro-BNP≥400pg/ml）。曾有 ACEI 治疗等同于依那普利≥10mg/d，服用 β 受体阻滞剂（除非有 β 受体阻滞剂禁忌或不能耐受）。收缩压≥95mmHg，随机分组期间收缩压≥90mmHg；估算的肾小球滤过率（eGFR）≥35ml/（min·1.73 m^2），随机分组期间 eGFR 降低不超过 25%；筛选期血钾＜5.0mmol/L，随机分组期间＜5.2mmol/L。

排除标准：有症状的低血压；筛选过程中收缩压＜95mmHg（或随机分组期间＜90mmHg），eGFR＜40ml/（min·1.73 m^2）[或随机分组期间＜35ml/（min·1.73 m^2），或在筛选和入组之间 eGFR 下降＞25%]，筛选期血钾 5.0 mmol/L（或随机分组期间≥5.2mmol/L）。

研究结果：一级终点，阿利吉仑加依那普利与单用依那普利相比的心血管死亡或因心力衰竭住院,$P=0.17$;阿利吉仑单药与依那普利单药相比的心血管死亡或因心力衰竭住院,$P=0.91$,均无统计学意义。

二级终点:阿利吉仑加依那普利联合治疗组与单用依那普利相比,因心力衰竭住院,$P=0.29$;阿利吉仑单药与依那普利单药相比,$P=0.91$,均无统计学意义;肾脏不良事件构成比,阿利吉仑加依那普利与单用阿利吉仑再与单用依那普利相比,分别为1.7%比1.1%比0.8%,$P=0.18$,无统计学意义;低血压发生率分别为13.8%比10.6%比2.4%,$P<0.05$;高血钾发生率分别为5.0%比3.0%比3.6%,$P=0.02$。

结论:在心力衰竭患者,阿利吉仑单药或与依那普利联合并不优于依那普利单药治疗,试验未达到非劣势标准,而且阿利吉仑组有较高的不良事件发生率,包括低血压和低血钾。

(北京安贞医院急诊中心 李艳芳 王喜福 译)

(五)缺血性心力衰竭患者的干细胞治疗-ixCELL-DCM 试验

2016 年 ACC 主会场的最新临床试验公布了 ixCELL-DCM 的试验结果。

研究目的:观察心力衰竭患者经导管心内膜注射 ixmyelocel-T 细胞的安全性和有效性,以及对射血分数降低的影响。

试验设计:随机双盲、安慰剂对照的 2B 期临床试验(ixCELL-DCM)。从 2013 年 4 月至 2015 年 1 月 28 日,在北美的 31 个医学中心入选了因缺血性、扩张性心肌病、NYHA 心功能分级 Ⅲ 或 Ⅳ 级、LVEF ≤35%、置入了心脏转复除颤器、不适合于血运重建、有症状的心力衰竭患者 126 例,行骨髓抽吸后以 1:1 的比例随机分配到 ixmyelocel-T 干细胞治疗组($n=60$)和安慰剂组($n=66$),随访 12 个月。药剂师、治疗医师和每个医学中心的合作医师对试验是非盲的,但随访团队对试验分组及用药是不知情的。主要终点构成比包括全因死亡,心血管原因的住院,计划外因急性失代偿性心力衰竭的临床就医。

研究结果：入组患者有 114 例（90%）构成意向治疗人群，109 例（87%）被包括在一级终点有效性分析协议之中（ixmyelocel-T 组 58 例，安慰剂组 51 例）。一级有效性终点：安慰剂组的 51 例患者中有 25 例（49%）出现了 50 个临床事件，ixmyelocel-T 治疗组的 58 例患者中有 22 例（38%）出现了 38 个临床事件。与安慰剂组相比，ixmyelocel-T 治疗组的临床事件减少了 37%，$P = 0.034\ 4$。安慰剂组有 41 例（75%）、ixmyelocel-T 组有 31 例（53%）出现了严重不良事件，$P = 0.019\ 7$，两组之间有显著性差异。

结论：作者认为，与安慰剂相比，经心内膜释放 ixmyelocel-T 干细胞治疗因缺血扩张性心肌病所致的左心室射血分数降低的心力衰竭，心脏临床事件发生率显著降低，改善了患者的预后。

展望：与安慰剂相比，经心内膜释放 ixmyelocel-T 细胞治疗心力衰竭使 12 个月心脏事件发生率、心脏死亡率、心脏原因的再住院率显著降低。临床事件的改善比左心室射血分数的改善更有意义。因此，需进一步的研究明确这项治疗获益的机制。本研究结果令人充满希望，显示出未来的心力衰竭治疗中干细胞具有重要的潜能。

（北京安贞医院　李艳芳　王　晓　甄　雷　译）

四、调脂治疗研究进展

(一)HOPE-3 试验

2016 年美国 ACC 开幕式后发布的第二项最新临床试验是 HOPE-3,3 位合作者对初级预防、心脏预后进行了整体评估,探索了瑞舒伐他汀,坎地沙坦加氢氯噻嗪,以及两种研究方案联合对临床预后的影响。

研究目的:对无已知心血管疾病,但存在中度主要心血管事件风险(年发生率约 1%)的患者进行降低胆固醇,降低血压,或两种治疗方案同时并行的安全性和有效性评估。

研究设计:共入选 12 705 例患者,进行为期 4 周的积极治疗后,随机分为 3 个大组进行 2×2 析因分析(1:1 比例),分组如下。

(1)随机入选 6361 例患者,每天服用 10mg 瑞舒伐他汀行降胆固醇治疗,对照组 6344 例服用安慰剂。

(2)随机入选 6356 例患者,每天服用 1 次坎地沙坦 16mg+12.5mg 氢氯噻嗪,对照组 6349 例服用安慰剂。

(3)选择 3180 例患者联合治疗,瑞舒伐他汀+坎地沙坦与氢氯噻嗪,对照组 3168 例行安慰剂治疗。

入选标准:男性≥55 岁,女性≥65 岁,存在以下至少一种心血管疾病危险因素。

(1)升高的腰/臀比。

(2)低的高密度脂蛋白胆固醇水平。

(3)目前吸烟,有糖代谢紊乱。

(4)早发的冠心病家族史。

(5)轻度肾功能不全。

(6)女性至少存在两种以上危险因素。

排除标准

（1）参加其他心血管疾病研究。

（2）对他汀、血管紧张素受体阻滞剂，血管紧张素转换酶抑制剂和噻嗪类利尿药有禁忌证。

参加筛选的患者 14 682 例，入选 12 705 例，观察期 5.6 年，患者平均年龄 65.8 岁，其中女性占 46%。

入选患者特点：腰臀比升高，87%；高密度脂蛋白（HDL）降低，36%；空腹血糖受损或糖耐量异常，13%；早期糖尿病，6%；存在两种危险因素，47%；存在大于或等于 3 个危险因素，24%；血压基线值，138/82mmHg；平均 LDL-C，128mg/dl；平均 HDL-C，45mg/dl；三酰甘油，127mg/dl；人种多样性：中国人占 29%，西班牙裔占 27%，白种人占 20%，东南亚人占 15%，黑种人占 2%，服用阿司匹林的患者占 11%。

研究结果

（1）降低胆固醇

主要终点：瑞舒伐他汀组的心血管死亡，心肌梗死以及卒中发生率与安慰剂组相比分别为 3.7% 和 4.8%，$P=0.002$，需要治疗数为 91。

二级终点：血管疾病死亡，心肌梗死，卒中，心脏骤停复苏，心力衰竭；血运重建的构成分布，试验组和安慰剂组分别为 4.4% 与 5.7%，二级终点的心肌梗死（MI）：0.7%、1.1%，$P>0.05$；冠状动脉疾病（CAD）：1.7%、2.2%，$P=0.02$；心血管原因的住院：4.4%、5.8%，$P<0.001$；新发糖尿病：3.9%、3.8%，$P=0.8$。

1 年后瑞舒伐他汀组与安慰剂组相比 LDL-C 低 39.6mg/dl，3 年后低 34.7mg/dl，试验终点较基线低 29.5mg/dl，$P<0.001$。

（2）降低血压

一级终点：心血管病死亡，心肌梗死，卒中，坎地沙坦＋氢氯噻嗪与安慰剂相比为 4.1%、4.4%，$P=0.40$。

二级终点：心血管病死亡，心肌梗死，卒中，心脏骤停复苏，心力衰竭,血运重建的构成分布,降压组与安慰剂组相比为 4.9% 与 5.2%,$P=0.51$。

收缩压＞143.5mmHg 与联合终点有显著的交互作用,因为积极的药物治疗使两个联合终点有显著降低($P=0.02$ 和 $P=0.009$)。

二级终点中,两组所有卒中发生率为 1.2%、1.5%,$P=0.14$;心肌梗死(MI):0.8%、1.0%,$P=0.34$;心血管原因的住院:5.0%、5.2%,$P=0.63$;平均收缩压与收张压在两组的差值:6.0/3.0mmHg;症状性低血压:3.4%、2.0%,$P<0.001$。

(3)联合降压、降胆固醇

主要终点:联合应用瑞舒伐他汀＋坎地沙坦与安慰剂相比,心血管病死亡,心肌梗死,卒中,分别为 3.6% 与 5.0%,$P=0.005$,需要治疗患者数为 72。

二级终点:心血管病死亡,心肌梗死,卒中,心脏骤停复苏,心力衰竭。

血运重建的二级终点:心血管病死亡,2.4%、2.9%,$P>0.05$;所有卒中,1.0%、1.7%,$P<0.05$;心肌梗死,0.7%、1.2%,$P<0.05$;因心血管疾病住院,4.4%、6.0%,$P=0.005$;平均收缩压与舒张压在两组的差值,6.2/3.2mmHg,平均 LDL-C 降低 33.7mg/dl,$P<0.001$。

HOPE-3 研究结果表明,对中度主要心血管事件风险人群应用低剂量他汀治疗,在长期降低心血管事件上明显优于安慰剂;二者联合使用与降低胆固醇的他汀组优势相似。

试验设计特点:首先,HOPE-3 被设计为实践性研究,没有强行给予降胆固醇或降压药物的滴定,因此,更适合于广泛人群的"联合用药",但如果同时做周期性评估进行剂量校正,LDL-C 或血压的降低会更为明显,尤其在降压治疗的亚组。第二,相对基于 LDL-C 或者血压基线选择的患者,本试验入选的患者是基于心血管病事件发生风险的基线。这一做法得到近期血脂指南的支持,并且已在 2015 年的 SPRINT 降压试验中被观察到。该试验选取了来自不同国家的患者,其中近 50％ 是亚洲人,因为这些国家的心血管疾病负担在逐步扩大,所以试验结果会具有更大的普适性。

评论:试验结果表明,低剂量瑞舒伐他汀 10mg 对中等风险人群(心血管疾病发生率约为每年 1％)降低长期心血管事件明显优于安慰剂。另外,单纯降压每日 16mg 坎地沙坦＋12.5mg 氢氯噻嗪,尽管有 6mmHg 的收缩压和 3mmHg 舒张压的降低,但在降低心血管事件上并不优于安慰剂。对于高血压患者,当收缩压＞143.5mmHg 时,降压治疗的联合终点显著获益,相似于瑞舒伐他汀和安慰剂的比较结果。因此,降低胆固醇很重要,但联合降压、降低胆固醇治疗会给患者带来更大获益。

(北京安贞医院急诊中心　李艳芳　译)

(二)基因检测在严重高胆固醇血症患者的应用

2016 年 ACC 主会场最新临床试验公布了家族性高胆固醇血症(FH)患者基因测序与冠心病(CAD)风险相关性的研究结果。

研究目的:探讨 FH 基因突变在严重高胆固醇血症患者中的流行情况以及突变状态对 CAD 风险的影响是否超过低密度脂蛋白胆固醇(LDL-C)。

研究方法:在心肌梗死遗传学联盟既往开展的 7 个 CAD 病例-对照研究队列中进行全外显子组测序。本研究对来自 7 个病例对照研究(CAD5540 例,无 CAD 的对照 8577 例)和 5 个前瞻性队列研究($n=11\,908$)、共26 025名参与者进行 LDL 受体(LD-LR)、载脂蛋白 B (APOB)、前蛋白转化酶枯草溶菌素 9 (PCSK 9)三组 FH 致病基因序列检测。FH 基因突变包括 LD-LR 失功能突变,错义突变及与 ClinVar(临床遗传学数据库)中 FH 相关的基因变异。CAD 的 OR 值在校正了性别、队列及前五代直系血缘亲属后用 Logistic 回归进行计算。

研究结果:8577 名非 CAD 对照者中,有 430 名对照者 LDL-C≥190mg/dl;仅 8 名(1.9%)携带 FH 基因突变。在 5 个前瞻性队列研究的 11 908 名参与者中,有 956 名参与者 LDL-C≥190mg/dl,仅 16 名(1.7%)携带 FH 突变基因。无论 LDL-C 水平是否升高,FH 基因突变携带者的 CAD 风险高于未携带者。LDL-C≥190mg/dl 但无 FH 基因突变的参与者比 LDL-C<130mg/dl 且无基因突变的对照组 CAD 风险高 6 倍(OR,6.0;95% CI,5.2~6.9);LDL-C≥190mg/dl 且有 FH 基因突变的参与者较 LDL-C<130mg/dl 且无基因突变对照组的 CAD 风险增加 22 倍(OR,22.3;95% CI,10.7~53.2)。

结论:在 LDL-C≥190mg/dl 的人群中,基因测序仅能够确定不到 2% 的 FH 基因突变,但在任意水平的 LDL-C 人群中,FH 基因突变携带者 CAD 风险显著增加。

评论:该研究结果显示在严重高胆固醇血症人群中,仅有小部分(<2%)携带 FH 突变基因。然而,在任意 LDL-C 水平人群中,FH 突变基因携带者 CAD 风险较未携带者显著升高。基因突变携带者 CAD 风险升高至少一部分是由于其终生或长期暴露在较高的 LDL-C 水平所造成。未来需要更多的研究以进一步明确其他遗传变异及生活方式因素的相关贡献,评估其对严重高胆固醇血症患者进行基因测序的临床应用/收益比。

(北京安贞医院急诊中心　高夏青　郝　鹏　译　李艳芳审校)

(三)心血管疾病高危患者应用 CETP 抑制剂 evacetrapib 的临床疗效评估-ACCELERATE 试验

2016 年 ACC 公布的 ACCELERATE 试验结果令人遗憾,显著升高 HDL-C 水平的胆固醇转运蛋白(CETP)抑制剂 evacetrapib 没有取得预期的阳性结果。

研究目的：比较 CETP 抑制剂 evacetrapib 在心血管疾病高危患者的有效性和安全性。

研究结果：ACCELERATE 试验结果表明，evacetrapib 在高危心血管疾病风险的患者，尽管在升高 HDL-C 和降低 LDL-C 上显示出有益作用，但在减少心血管事件上并不优于安慰剂。

试验设计：入选有高危心血管事件风险的患者 12 092 例，随机以 1∶1 的模式分配到 evacetrapib 试验组（6038 例，每天服用 130mg evacetrapib）或安慰剂组（6054 例），共随访 30 个月。入选者平均年龄 65 岁，其中女性 23%，糖尿病 68%，既往有心肌梗死病史占 67%，周围动脉疾病占 14%，使用高强度他汀占 46%，平均 LDL-C 为 81mg/dl，平均 HDL-C 45mg/dl。

入选标准：入选前 30～365d 患有急性冠脉综合征（ACS），糖尿病（伴有冠状动脉疾病），周围动脉疾病，以及脑血管病。在入组本试验前需应用他汀治疗 30d，如果不能使用他汀，需证明他汀不耐受或对他汀有禁忌证。入选者的 HDL-C<80mg/dl，三酰甘油≤400mg/dl。

排除标准：一过性脑缺血发作（TIA）或缺血性卒中<30d，ACS<30d，血压≥180/110mmHg，出血性卒中或颅内出血病史，NYHA 心功能分级为 Ⅲ 级或 Ⅳ 级的充血性心力衰竭，血肌酐>2.2 mg/dl，活动性肝脏疾病，3 年内患有恶性肿瘤。

研究结果

主要终点：心血管死亡/心肌梗死/卒中/冠状动脉血运重建/不稳定型心绞痛，在 evacetrapib 组和安慰剂组分别为 12.8% 和 12.7%，$P=0.85$。主要终点事件的构成比，evacetrapib 和安慰剂组分别为心血管死亡 7.2% 与 7.3%，$P=0.73$；心肌梗死 4.2% 与 4.2%，$P=0.97$；卒中 1.5% 与 1.6%，$P=0.82$。均无统计学意义。

二级终点：试验进行至 30 个月时，平均 HDL-C 在 evacetrapib 和安慰剂组分别为 104mg/dl 和 46mg/dl，$P<0.001$；平均

LDL-C 为 55mg/dl 和 84mg/dl，$P < 0.001$。但全因死亡率为 3.8% 与 4.1%，$P = 0.06$；因不良反应而中断服药率为 8.6% 与 8.7%，$P = 0.86$；高敏 C 反应蛋白 4.6% 与 8%；新发高血压 11.4% 与 10.1%，$P < 0.05$；试验过程中两组的收缩压相差 0.9mmHg。本试验因结果无获益而终止。

评论：ACCELERATE 试验结果表明，虽然在心血管事件高危人群 evacetrapib 能够升高 HDL-C 达 130%、降低 LDL-C 达 37%，但在减少心血管事件上并不优于安慰剂。出现这一结果的原因尚不清楚，但可能与这类药物升高血压有关（虽然试验期间仅升高 1mmHg）。本试验与先前的 torcetrapib 和 dalcetrapib 的阴性结果相一致，提示 CETP 抑制剂对减少残余的心血管风险不是一个好的策略。目前，另外一个 CETP 抑制剂 anacetrapib 的研究仍在进行中。

（北京安贞医院急诊中心　李艳芳　师树田　译）

（四）不能耐受他汀的个体应用 PCSK9 抑制剂抗体取得的目标成就：GAUSS-3 试验

2016 年 4 月 3 日，在芝加哥 ACC 的主会场公布了 GAUSS-3 试验结果。

研究目的：评估前蛋白转化酶枯草溶菌素 9（PCSK9）抑制剂 evolocumab 对具有肌肉相关症状、不耐受他汀患者的安全性和有效性。

试验设计：入选具有不能耐受多种他汀病史的患者 218 例。入选标准：LDL-C ≥100mg/dl 伴有冠心病；LDL-C≥130mg/dl 并具有至少两项危险因素；LDL-C≥160mg/dl 具有至少一项危险因素；LDL-C≥190mg/dl 不具有任何危险因素。既往有不能耐受 10mg 以上阿托伐他汀及任何其他他汀的病史，或至少应用过三种他汀，而且其中一种每天是以最低剂量用药。

入组后首先参加初筛过程,分别应用阿托伐他汀或安慰剂 10 周。对阿托伐他汀组有不耐受症状或肌酸激酶升高≥10 倍上限的患者,以 2∶1 的比例随机分配到 evolocumab(145 例)或依折麦布(73 例)治疗组。evolocumab 为开放标签试验,每月皮下注射 1 次,剂量 420mg,依折麦布每天口服 10mg。试验观察时间 24 周,患者平均年龄 59 岁,其中女性占 50%,有冠状动脉疾病者占 31%,LDL-C 水平 220mg/dl,对 3 种及 3 种以上他汀类药物不能耐受的患者占 82%。

排除标准:纽约心脏病协会(NYHA)心功能分级为Ⅲ级或Ⅳ级的心力衰竭;难以控制的心律失常;难以控制的高血压;1 型糖尿病;未合理控制的 2 型糖尿病;未合理控制的甲状腺功能减退症或甲状腺功能亢进症。

研究结果

一级终点:比较 evolocumab 与依折麦布在用药后 24 周 LDL-C 中位百分数的变化,evolocumab 组 LDL-C 降低 52.8%,依折麦布组降低 16.7%,$P < 0.001$。比较 evolocumab 与依折麦布在第 22 周和第 24 周 LDL-C 中位百分数的变化,evolocumab 组 LDL-C 降低 54.5%,依折麦布组降低 16.7%,$P < 0.001$。

二级终点:比较 evolocumab 与依折麦布用药 24 周后脂蛋白(a)的变化,分别降低 21.1%和升高 0.2%,$P < 0.001$;HDL-C 在第 24 周的变化,evolocumab 组升高 7.4%,依折麦布组仅升高 2.9%,$P = 0.008$;第 24 周 evolocumab 组三酰甘油降低 2.9%,依折麦布组降低 1.1%,$P > 0.05$;总的肌肉相关事件,evolocumab 组 20.7%,依折麦布组 28.8%,$P > 0.05$;肌酸激酶升高大于 10 倍上限,两组分别为 2.8%和 1.4%,$P > 0.05$;肌肉症状引发的停药,evolocumab 组为 0.7%,依折麦布组为 6.8%。

GAUSS-3 研究结果表明,在具有肌肉相关症状、不能耐受他汀的患者,应用 PCSK9 抑制剂 evolocumab 与应用依折麦布相比,用药 24 周后可以安全有效地降低低密度脂蛋白胆固醇(LDL-

C)。

评论:evolocumab 与依折麦布相比,在具有肌肉相关他汀类药物不耐受性的患者,可安全有效地降低 LDL-C。虽然有 25% 以上的患者出现了肌肉相关不良事件,但停药的比率很低。另外,evolocumab 还显示出在降低脂蛋白(a)和升高 HDL-C 等方面的良好作用。该试验增强了 PCSK9 抑制剂临床应用的良好证据。目前,PCSK9 抑制剂的试验还在继续。关于其长期安全性与有效性有待进一步研究,特别是其对于神经认知功能的影响。

(北京安贞医院急诊中心　李艳芳　译)

五、心房颤动及瓣膜病相关研究进展

(一)经导管主动脉瓣置换 2A-PARTNER 2A 试验

2016 年 ACC 开幕式之后公布了两项最新临床试验结果,第一项是 PARTNER 2A 试验。

研究目的:评估具有中度手术风险的主动脉瓣严重狭窄患者经导管球囊扩张主动脉瓣置换(TAVR)与外科主动脉瓣置换(SAVR)比较的安全性和有效性。

试验设计:根据不同手术路径(经股占 76.3%,经胸占 23.7%)对入组患者进行风险分层并随机(以 1:1 的比例)分为接受 TAVR($n=1011$)或 SAVR($n=1021$)治疗两组。TAVR 采用球囊扩张 TAVR XT 瓣膜系统。试验共入选 2032 例患者,随访 2 年,患者平均年龄为 81.6 岁,其中女性占 46%。

入选患者特点:胸外科医师协会 STS PROM 评分的中位数得分为 5.8%(>5%的患者有 STS PROM 评分>10%),入选患者中 68%有冠状动脉疾病,32%有心血管疾病,30%有外周动脉疾病。氧依赖的慢性阻塞性肺疾病占 3.3%,5m 步行距离>7s(脆弱性的指标)占 45%,左心室射血分数平均为 56%。

入选标准:症状严重的主动脉瓣狭窄,STS PROM 评分≥4%,患者的 STS 风险评分如<4.0%也可以入选本试验(前提是共存条件未在风险模型中列出),心脏团队(包括查体的心脏外科医生)同意其入组的合理性,经过评估认为患者适合进入 TAVR 或 SAVR。如果进入随机对照治疗,参试患者需同意参加 SAVR。

排除标准:患者意向治疗前的急性心肌梗死证据≤1 个月(30d);主动脉瓣为先天性单瓣或先天性二叶瓣畸形,而且无钙化;混合性主动脉瓣病变(主动脉瓣狭窄和主动脉瓣关闭不全,而且主动脉瓣关闭不全＞3＋）；任何位置预先存在机械瓣或生物瓣；30d 内进行过心脏永久置入物的任何侵入性操作过程（除非是治疗伴随的冠状动脉疾病计划策略的一部分）；30d 内进行过球囊瓣膜成形术（BAV）的患者（除非超声心动图检查 BAV 合格）；患者因心房颤动做过外科或导管射频消融；白细胞减少症（白细胞计数＜3000 细胞/ml），急性贫血（血红蛋白＜9g/dl），血小板减少（＜50 000细胞/ml）；梗阻或非梗阻性心肌病（HOCM）；严重的左心室功能失调伴 LVEF＜20％；心脏超声证明存在心内肿块、血栓，或赘生物，3 个月内有过消化道出血；由临床神经科医生或影像学医生证实 6 个月内有过卒中或短暂性脑缺血发作；肾功能不全（肌酐＞3.0mg/dl）和（或）肾脏替代治疗在筛查过程中；预期寿命＜24 个月；心脏团队评估认为属于不宜手术的复杂冠状动脉疾病，包括无保护左冠状动脉主干，或 SYNTAX 评分＞32（事先未行血运重建）；超声专家测量的主动脉瓣环＜18mm 或＞27mm。

研究结果

主要终点：全因死亡率或 2 年内因 TAVR 或 SAVR 而致残（19.3％与 21.1％，$P＝0.001$ 非劣效性，$P＝0.33$ 具有优势）。全因死亡率分别两组分别为 16.7％ 和 18.0％，$P＝0.45$；心血管死亡率分别为 10.1％ 和 11.3％，$P＝0.38$；致残性卒中分别为6.2％ 和 6.4％，$P＝0.83$。

二级终点：操作过程中的血栓分别为 0.1％ 与 0％；监护病房住院天数分别为 2d 和 4d，$P＜0.001$；整体住院天数为 6d 与 9d；30d 的全因死亡率为 3.9％ 与 4.1％，$P＝0.78$；30d 的任何脑血管事件为 6.4％ 与 6.5％，$P＝0.94$；所有卒中为 5.5％ 和 6.1％，$P＝0.57$；30d 的主要血管并发症为 7.9％ 与 5.0％，$P＝0.008$；30d内威胁生命或致残性出血为 10.4％ 与 43.4％，$P＜0.0001$；30d内的新发心房颤动为 9.1％ 与 26.4％，$P＜0.001$；30d 内的新发心房颤动为 8.5％ 与 6.9％，$P＝0.17$；2 年再住院率为 19.6％ 与17.3％，$P＝0.22$；2 年的主动脉瓣瓣口面积为 1.54cm² 与

$1.4cm^2$，$P<0.001$；2 年内中到严重的主动脉瓣瓣周漏为 8.0%
与 0.6%，$P<0.001$。TAVR 组与 SAVR 组相比经股动脉路径
组 2 年的全因死亡率或致残率为 16.8% 和 20.4%。

研究结果及评论：试验结果表明，主要终点为 2 年的死亡率
和致残率在有症状的严重主动脉瓣狭窄伴中度风险的患者（STS
PROM 评分 4%～8%，中位数 5.8%），TAVR 劣于 SAVR。但这
些患者中的总体结果 TAVR 似乎优于 SAVR。TAVR 组 30d 的
血管并发症明显升高，而新发心房颤动、急性肾损伤、出血等在
SAVR 组更高。2 年内两种治疗策略的瓣膜性能相似，但中度至
重度瓣周漏（PVL）在 TAVR 组更高。

PARTNER 2A 是这一领域具有里程碑意义的研究。虽然长
期的数据是绝对重要的，但这项试验可能会导致低危患者进入
TAVR 研究。迄今为止，TAVR 仅被 FDA 批准用于高 STS 评分
（≥8%）或不能手术的患者。较高 PVL 发生率对 TAVR 是一个
重要的限制，虽然 Sapien 瓣膜及装置是最新的 S3 产品（与第二代
的 XT 瓣膜相比），其围绕瓣膜框架设计有裙边，减少了瓣周漏的
发生率，但需要等待进一步的数据。

（北京安贞医院急诊中心　李艳芳　索　旻　译）

（二）乳头肌成形术在严重缺血性二尖瓣反流患者中的应用

2016 年 ACC 主会场最新临床试验公布了一项比较两种手术
方法治疗严重缺血性二尖瓣反流的随机临床试验结果。

研究目的：评估缺血性二尖瓣反流（MR）患者乳头肌成形术
后的远期临床获益。

研究方法：96 名严重缺血性 MR 的患者随机分配到限制性二
尖瓣成形术（RA）组，或乳头肌成形术＋限制性二尖瓣成形术
（PMA）组。主要终点是 5 年后左心室舒张末期内径（LVEDD）改
变（5 年后 LVEDD 与基线水平 LVEDD 的绝对差值），通过配对 t
检验进行比较。次要终点包括超声心动图参数、总体死亡率、复

合心脏终点事件及 5 年随访期间的生活质量量表(QOL)。

研究结果:第 5 年,PMA 组和 RA 组的平均 LVEDD 分别为 (56.5 ± 5.7)mm 和(60.6 ± 4.6)mm[较基线水平改变分别为 (-5.8 ± 4.1)mm 和(-0.2 ± 2.3)mm;$P < 0.001$]。PMA 组与 RA 组的射血分数分别为 $44.1\% \pm 6\%$ 和 $39.9\% \pm 3.9\%$(较基线平均改变分别为 $8.8\% \pm 5.9\%$ 和 $2.5\% \pm 4.3\%$;$P < 0.001$)。5 年死亡率没有显著统计学差异,但在最后 1 年的随访中,PMA 组 MACCE 的发生率较低。两组之间 5 年 QOL 无显著性差异。

结论:与单纯 RA 相比,PMA 更有效地保留了缺血性 MR 患者的二尖瓣几何结构,并能够长期改善左心室重构。

评论:研究者认为,PMA 在改善缺血性 MR 患者心室结构、心脏重塑及心脏功能方面优于 RA,但这一获益并未产生显著的生存优势。未来的研究应直接比较包括 PMA、RA 及腱索保留的二尖瓣置换术在内的更为完整的修复策略,以确定严重缺血性 MR 患者最佳治疗方案。本研究结果有助于缺血性 MR 患者手术决策的制定,并能提高这类患者对手术的预期。

(北京安贞医院急诊中心　高夏青　祖晓麟　译　李艳芳审校)

(三)阵发性心房颤动冷冻球囊消融不劣于射频消融——"冰与火"的研究

2016 年 4 月 6 日 ACC 主会场公布了"冰与火"的临床研究结果,该研究证实了对于抗心律失常药物治疗无效的阵发性心房颤动患者,冷冻球囊消融在安全性及有效性上不劣于射频消融。这一研究结果同步在新英格兰医学杂志上发表。

研究目的:比较冷冻球囊和射频消融两种技术对于抗心律失常药物治疗无效的阵发性心房颤动患者射频消融的安全性与有效性。

研究方法:采用多中心、随机对照、非劣性开放标签的研究方法,共纳入 762 例药物治疗无效的阵发性心房颤动患者,其中冷冻球囊消融组 378 例,射频消融组 384 例。两组患者基线特征相似,平均年龄 60 岁,女性占 27%,平均随访 1.5 年。主要有效性终点为术后 90d 首次记录临床失败(心房颤动复发、发生房扑或房速、使用抗心律失常药物或重复消融)。主要安全性终点为死亡、脑血管事件或治疗相关的严重不良事件组成的复合终点。

研究结果:冷冻球囊组和射频消融组主要有效性终点事件分别为 138 例和 143 例(Kaplan-Meier 法 1 年估计发生率分别为 34.6% 和 35.9%;危险比 0.96;95%CI 0.76:1.22;非劣性 $P <$ 0.001)。两组安全性终点事件分别为 40 例和 51 例(Kaplan-Meier 法 1 年估计发生率分别为 10.2% 和 12.8%;危险比 0.78; 95%CI 0.52:1.18;$P = 0.24$)。

结论:对于药物治疗无效的阵发性心房颤动患者,冷冻球囊消融治疗的有效性和安全性均不劣于射频消融,两种方法的整体安全性无明显差别。

评论:本研究结果能够帮助未来诊疗指南考虑应用不同的导管消融方法治疗阵发性心房颤动。该研究的局限性在于没有包括更严重的心房颤动患者,针对这一部分患者需要进一步的有效性和安全性评估。

(北京安贞医院急诊中心　师树田　蒋志丽　译　李艳芳审校)

(四)心脏外科术后心房颤动患者的节律与频率控制:CTSN 试验

2016 年 ACC 主会场的最新临床试验发布了心脏外科术后心房颤动患者节律与频率控制的 CTSN 试验。

研究目的:明确心脏外科术后心房颤动患者使用胺碘酮和(或)直流电复律对频率与节律控制的有效性和安全性。

试验设计:心外科术后心房颤动的患者随机进入节律控制组 ($n = 261$)或频率控制组($n = 262$)。如果在初始胺碘酮治疗后心房颤动仍持续 24h 以上,节律控制应用胺碘酮和(或)直流电复律,频率控制应用 β 受体阻滞剂、钙通道阻滞剂或地高辛,目标心率是静息状态下<100 次/分。持续性或复发性心房颤动的患者需接受香豆素类药物抗凝治疗至少 2 个月(国际标准化比值 INR 控制在 2~3)。

入选标准:入选在住院过程中(外科术后 7d 内)发作房颤/房扑、且持续时间>60min、或反复发作房颤/房扑的患者 523 例,平均年龄 69 岁,女性占 24%,糖尿病占 31%,卒中病史占 6%,瓣膜疾病占 55.1%,单纯冠状动脉搭桥术占 41%,单纯瓣膜手术占 40%,冠状动脉搭桥术加瓣膜手术占 20%。

结果

一级终点:外科术后 60d 的院内住院天数,两组频率与节律的控制率分别为 5.1% 与 5.0%,$P=0.76$,无统计学差异。

二级终点(频率与节律控制):两组住院天数分别为 4.3d 与 4.3d,$P=0.88$;心律失常发生率 4.3%、4.6%,$P=0.8$;脑血栓事件发生率 0.8%、0.4%,$P=0.4$;死亡率为 0.6% 与 0.4%,$P=0.64$;所有原因的再住院率 18.5%、18.5%,$P=0.99$,均无统计学差异。

评论:试验结果表明,心外科术后房颤患者的频率控制与节律控制(应用胺碘酮和直流电复律)有效性相似。这些患者应首选频率控制,与阵发性房颤的治疗措施相同。心脏外科的术后房颤很常见,具有较高的死亡率和发病率。目前的试验有几点值得注意,首先,在两组之间有较高的治疗策略交叉率(20%~25%),可能会导致结果偏向于无效;其次,瓣膜术后患者与冠脉搭桥术后患者的房颤有所不同。虽然炎症是共同的主题,但瓣膜病患者存在左心房扩大和左心房壁应力增加,可能促进了房颤的发生和发展,因此,更有效的节律控制策略,如导管射频消融或应用Ⅲ类抗心律失常药物需要在未来的试验中做进一步评估。

(北京安贞医院急诊中心　李艳芳　王春梅　王　梅　译)

六、其他研究进展

（一）全球运动健康，群众参与体育活动
干预——Stepathlon 健康研究

2016 年 ACC 临床试验主会场公布了 Stepathlon 心血管健康研究的结果。

研究目的：探讨针对缺乏体力活动人群的运动健康项目是否能够被大规模推广。

研究方法：本研究在 2012—2015 年前瞻性地收集了 Stepathlon 程序（一种运动健康干预程序）的有效数据。这一研究通过便于移动设备下载的多平台互动 APP 和互联网来实施。在该项研究中，同一单位的参与者为一个团队。作为团队比赛的一部分，参与者被鼓励增加每日步数和体力活动。收集的数据包括步数的变化、运动天数、久坐时间及体重改变。

研究结果：69 219 名成人参与者来自 64 个国家的 1481 个城市中的 481 家用人单位。参与者平均年龄在（36±9）岁，女性占 23.9%，其中 8.0% 来自高收入水平国家，92% 来自中低收入水平国家。该研究完成后，参与者记录到每日步数增加（+3519 步/d，$P < 0.000\ 1$），运动天数增加（+0.89d，$P < 0.000\ 1$），久坐不动时间减少（−0.74h，$P < 0.000\ 1$），体重降低（−1.45kg，$P < 0.0001$）。在女性和男性、所有地域、高或中低收入水平国家都能观察到这些变化，并在 2012、2013 和 2014 年的队列中均重复出现。体重减少的预测因素包括步数增加，久坐时间减少及活动天数增加（P 均$< 0.000\ 1$）。

结论：改善体力活动的运动健康项目能够在跨越全球的大型队列研究中开展，这一项目可以使体力活动、久坐时间及体重在

短期内明显改善。

评论:运动健康项目可以改善大规模群体的健康状态,本研究结果支持运动健康项目能够被大规模推广这一理念。未来应进一步开展与项目可持续性和参与者长期依从性相关的研究。

(北京安贞医院急诊中心　高夏青　马友才　译　李艳芳　审校)

(二)胺碘酮、利多卡因与安慰剂的比较研究-ALPS 试验

2016 年 ACC 最新临床试验会场报告了胺碘酮、利多卡因与安慰剂的比较研究-ALPS 试验结果,为临床医生处理院外心脏骤停提供了指导。

研究目的:比较胺碘酮或利多卡因与安慰剂在院外心脏骤停(OOHCA)和有室性心动过速(VT)、心室颤动(VF)证据患者的有效性。

试验设计:入选实施过一次或一次以上电击复律的成人非创伤性 OOHCA 和持续或反复发作的 VT/VF 的患者,随机以 1:1:1 的比率分配到静脉胺碘酮组($n=974$)、利多卡因组($n=993$),或安慰剂组($n=1059$)。院外已进行了高级心脏生命支持,到达医院后,采用低温和冠状动脉导管检查。共筛选了 37 889 例患者,合格入选 4653 例,患者平均年龄 63 岁,女性占 20%,随访至患者出院。

试验特点:入选患者中,在公共场所出现的心脏骤停 30%,旁观者行心肺复苏 60%,初始急救呼叫至急诊医疗服务到达 6min。

入选标准:年龄≥18 岁,非创伤性 OOHCA 和电击难以复律的室颤或无脉性室速,建立静脉或骨内血管通路。

排除标准:复苏过程中开放表浅静脉利多卡因或胺碘酮。

研究结果

一级终点:存活出院率,胺碘酮、利多卡因、安慰剂分别为 24.4%、23.7%和 21.0%(胺碘酮与安慰剂相比,$P=0.08$;利多

卡因与安慰剂相比, $P=0.16$)。

二级终点:存活后有良好的精神状态,胺碘酮组、利多卡因组、安慰剂组分别为 18.8%、17.5% 和 16.6%,前两组分别与安慰剂组相比, $P=0.19$ 和 0.59。

到达急诊科后自主循环的恢复,三组分别为 35.9%、39.9% 和 34.6%;电击复律的次数分别为 5、5、6 次, $P<0.0001$;临床记录到的 24h 内心律失常发生率分别为 3.2%、5.1%、3.7%, $P=0.07$;24h 内临时起搏器置入率分别为 4.9%、3.2%、2.7%, $P=0.02$。

分别应用胺碘酮、利多卡因或安慰剂对患者存活至出院,以及对良好的神经系统预后的影响没有显著差异。

评论:研究结果表明,因 VT/VF 而发生 OOHCA 的患者,胺碘酮、利多卡因和安慰剂三种治疗措施对存活出院、存活者神经状态良好结局的影响没有显著差异。虽然两个积极药物治疗组的结果数字不理想,但在这些总体预后非常严峻的患者,药物可能不是一个坏的选择。总的来看,三种措施相比之下胺碘酮的数值效益更大,而最重要的参数是 OOHCA 患者开始心肺复苏的时间。

(北京安贞医院急诊中心　李艳芳　阙　斌　方珊娟　译)

2016 欧洲心脏病学会科学年会(ESC)热点

首都医科大学附属北京安贞医院急诊中心　李艳芳

　　2016 年欧洲心脏病学会科学年会(ESC)于 8 月 27～31 日在意大利罗马举行。来自世界各地的 31 555 名代表参加了本届大会。大会共收到 106 个国家的 11 139 篇论文摘要。8 月 31 日会议闭幕式后,Pope Francis 教皇在大会做了演讲。

　　本届大会内容广泛,有继续教育会,壁报研讨会,快速口头摘要,辩论会和 2016 ESC 指南及其他主题的迷你游戏,有许多新近完成的临床试验报告。贯穿会议始终的辩论会包括心血管领域的几个主题,例如 PCSK9 抑制剂和血管紧张素受体脑啡肽酶抑制剂(ARNI)的临床应用等。

　　有关 ARNI 的辩论会上,PARADIGM 试验的主持人与辩论对手就 ACEI 是否应该被 ARNI 所替换作为心力衰竭的一线治疗药物展开辩论。辩论的正方是苏格兰格拉斯哥大学的 John McMurray 教授,他是 PARADIGM-HF 试验的主要研究者。辩论中解释了为什么 PARADIGM-HF 试验毋庸置疑地表明 ARNI 治疗心力衰竭优于 ACEI 的依那普利,应该作为一线用药。辩论的反方是伦敦圣乔治大学的 Giuseppe Rosano 博士,他是今年 ESC 会议日程委员会的联合主席。他虽然同意这一新药作为有症状的慢性心力衰竭 2～3 级心功能的治疗选择,但强调了暂时不能作为一线用药。随后,还有两位学者就 PCSK9 抑制剂能否成为日常用药展开辩论。

　　所有的热点会议都放在大会的主会场——菲耶拉迪罗马厅。会议发布了 DANISH 研究结果,试验入选了 1000 例非缺血性心脏病、有心力衰竭，NYHA 心功能分级 2～3 级、LVEF＜35％ 的患者，一级终点是 5 年的全因死亡率。研究结果表明，对于心力衰竭，不论是否有心脏再同步治疗（CRT）和置入性心脏转复除颤器（ICD），作为一级预防都不能改善非缺血性心肌病患者的长期生存率。文章同步发表在《新英格兰杂志》。

CHART-1 随机对照试验，探讨了注射骨髓间充质细胞产生心肌细胞与假手术组的对照结果，30 多个欧洲医学中心参与了本试验，入选了 NYHA 心功能 2～4 级、LVEF＜35％、有药物治疗后心力衰竭恶化病史的患者 240 例。还有一个在不同人群的干细胞治疗试验，评价非缺血性心肌病患者静脉输注同种异体骨髓间充质干细胞的安全性和有效性，并采用了两种置入性远程监护设备，包括 REM-HF 和早期的终端设备。但两项结果均为阴性，与对照组相比主要复合终点事无统计学差异。

评估冠心病和脑血管疾病及周围血管疾病的 CASABLAN-CA 试验，入选了 1250 例做过侵入性检查的患者，评估了导管操作中新的心脏和肾脏生物标志物，尤其是超敏肌钙蛋白和胱抑素-C 的临床意义，结果表明，这两项指标能够预测一年以上的心脏和肾脏损伤。ANTARCTIC 试验，比较了通过关注标准的血小板功能检测指导个体化剂量的普拉格雷与常规剂量的普拉格雷在 STEMI 或 NSTEMI 行 PCI 治疗患者中的结局。试验入选了 880 例 75 岁以上的患者，随访心血管事件、急诊血运重建、支架内血栓和出血构成比，为期 1 年。结果显示，在置入冠状动脉支架的老年 ACS 患者监测血小板功能，并据此进行个体化抗血小板治疗没有改善临床预后。研究结果同步发表在《柳叶刀杂志》，这一结果挑战了当前推荐在高危患者检测血小板功能的国际指南。

SAVE 研究是一项随机的开放标签试验，入选了 2500 例中到严重程度阻塞性睡眠呼吸暂停、伴随已有心脏或脑血管疾病的患者，比较了持续正压通气与标准治疗的结果。随访心血管死亡、非致死性心肌梗死、非致死性卒中、因心力衰竭住院、不稳定型心绞痛、一过性脑缺血发作等事件的发生率。补充的研究中心已扩展到全世界,从澳大利亚到中国、印度、西班牙和巴西。研究结果表明,在已有心血管疾病、中到严重程度阻塞性呼吸睡眠暂停综合征的患者,持续正压通气治疗没有减少心血管事件。

热点会议还有 NIPPON 试验,入选了 3775 例冠心病或急性心肌梗死的患者,采用阿司匹林联合氯吡格雷或噻氯匹定抗血小板治疗,研究了生物可吸收多聚物加腔外涂层的药物洗脱支架置入后最佳抗血小板治疗时间,结果表明,对于置入药物支架的患者,短期双联抗血小板治疗并不劣于长期治疗。NACIAM 试验,研究了 ST 段抬高心肌梗死行 PCI 术患者早期静脉注射 N-乙酰半胱氨酸和硝酸甘油的疗效,结果表明,用药组的心肌梗死面积减少了 1/3,取得了较好的结局。

前瞻性 ORBIT-AF Ⅱ 注册分析入选了新近诊断为心房颤动、开始口服抗凝药的患者。入选患者的工作仍在继续,目标是 15 000 例,一级终点结果将在 2018 年完成,在本届 ESC 提交的 ORBIT-AF-Ⅱ 的报告题目是:非维生素 K 口服抗凝剂的不适当剂量与不良事件风险的关系。

OPTICARE 试验随机评估了扩展教育和行为干预计划,标准心脏康复后与心脏康复的单独比较。有两个干预试验在三个亚组中进行,一个聚焦在标准康复之后,采用以电话为基础的辅导会议,另一个包括运动计划和强调生活方式干预,以及危险因素评估和个体化干预。一项继续教育的研究结果表明,与自动体外除颤相比,基本生命支持教育更重要。

大会发布了 PCSK9 抑制剂的一项研究成果(ODYSSEY-ES-CAPE 试验),给家族性杂合子高胆固醇血症(HeFH)做血液净化疗法的患者处方 Alirocumab,有助于避免或减少对血液净化疗法的依赖。ODYSSEY-ESCAPE 试验在美国和德国的 14 个医疗中心入选了 62 例做血液净化疗法(每周 1 次或每 2 周 1 次)的患者。入选患者被随机分为 Alirocumab 和安慰剂治疗两组,均采用每 2

周 1 次皮下注射，Alirocumab 组 41 例（每次 150mg），安慰剂组 21 例，观察 18 周，参试期间可继续规律服用降脂药物。用药 18 周后，90% 以上的患者对血液净化治疗的需求减少了 50% 以上。Alirocumab 组有 92.7% 的患者避免了至少一半的血液净化疗法，安慰剂组是 14.3%。药物总体上是安全有效的。研究结果同步出版在《欧洲心脏病学杂志》。

今年 ESC 公布的一项新研究提示，心血管风险与收缩压水平升高和 LDL-C 相关，并且是独立的、可累积的。适度的降低危险因素，在预防心血管疾病上可显著获益。本研究应用孟德尔随机化研究设计发现，长期暴露于 1mmol/L（18mg/dl）的低 LDL-C 和低 10mmHg 的收缩压，可降低近 90% 的主要心血管事件风险。从这项研究得出结论，LDL-C 和收缩压有独立的、倍增的、累积的心血管疾病风险效应。由于这些影响因素是多元的、累积的，因此，长期暴露于适度降低的 LDL-C 和收缩压，可显著降低终身心血管事件风险，甚至在胆固醇和血压正常的人群也会获益。HIJ-PROPER 试验是匹伐他汀加依折麦布对急性冠状动脉综合征（ACS）和脂质代谢紊乱患者的研究，单用匹伐他汀将 LDL-C 降至 90～100mg 与匹伐他汀加依折麦布将 LDL-C 降至 ≤70mg/dl 相比，对临床终点事件的影响没有统计学差异。

冠心病与影像学会议上，报告了正在进行的国际 CONSERVE 试验。通过冠状动脉 CTA 的结果来决定直接行心脏导管还是选择性做心脏导管。试验评估了可疑稳定型冠心病和无冠心病病史的 1500 例患者，随访 12 个月，观察主要不良心血管事件，次要终点是出血。择期或直接冠状动脉造影的患者主要不良心血管事件是 4.6%，以 CTA 为指导的策略，减少了介入性冠状动脉造影 78%，血运重建减少 41%，心血管疾病的花费减少了 50%。PACIFIC 试验探讨了相似的问题，在 210 例患者中比较了几个非侵入性技术评价可疑冠心病与心脏导管包括 FFR（血流储备分数）测定的准确性。这些非侵入性途径是冠状动脉 CTA，单光子发射计算机断层(SPECT)心肌灌注显像,定量的正电子发射断层(PET),以及评估杂交 CTA/SPECT 灌注和 CTA/PET。CE-MARC 2 随机试验比较了心脏磁共振在 3Tesla 与 SPECT 影像及国家优化临床研究所(NICE)指南指导的 CT 钙化积分对临床的指导作用。DOCTOR 观察性研究结果表明,光学相干断层扫描会使支架的结果更理想。AMERICA 试验,比较了冠心病患者多支血管受累的动脉硬化血栓观察(多普勒超声)及处理与保守治疗的结果,两组在主要终点和次要终点及出血发生率上均无统计学差异。

PRAGUE-18 试验随机入选了 1226 例因急性 STEMI 行 PCI 应用普拉格雷或替格瑞洛的患者,随访术后 7d 的终点事件构成比,包括心血管事件、严重的出血和靶血管血运重建,两种药物在主要终点和次要终点均无统计学差异,未能证明哪种药物预防治疗效果更佳。

NorStent 试验比较了新一代药物涂层支架(DES)与同时代的金属裸支架对死亡率、发病率、血运重建和生活质量的影响,结果表明,新一代药物涂层支架优于金属裸支架。BASKET-SAVAGE 试验结果表明,在隐静脉移植血运重建的患者,3 年后药物洗脱支架(DES)的获益明显优于金属裸支架(BMS)。BBK2 试验比较了 culotte 术式与 T 型支架术式处理冠状动脉分叉病变的结局,随访了术后 9 个月血管狭窄的百分比,与 TAP 术式相比,经验熟练的术者处理侧支需要置入支架的冠状动脉分叉病变,更喜欢选择 colotte 术式。culotte 术式较 TAP 术式的再狭窄和靶病变血运重建率明显降低。一项双联抗血小板治疗的研究表明,斑块侵蚀所致的 ACS 可以只采用抗栓保守治疗而无须置入支架。

二级预防策略热点会议以 ENSURE-AF 开始,该试验随机入选 2199 例计划行心脏电复律的非瓣膜性心房颤动患者,随机分为两组,艾多沙班组 1095 例,其中接受经食管超声心动图(TEE)检查者转律前 2h 给予艾多沙班,未行 TEE 检查者转律前应用艾多沙班抗凝 3 周;1104 例患者随机分入依诺肝素/华法林组,行 TEE 检查者转律前开始应用依诺肝素,随后利用华法林(需调整剂量)抗凝;未行 TEE 检查者则转律前应用华法林有效抗凝 3 周。艾多沙班组和 VKA 组的主要终点事件(28d 内卒中系统性血栓事件心肌梗死和心血管死亡组成的复合终点)发生率(0.5% vs. 1.0%)相似(OR=0.46;95% CI:0.12~1.43);主要安全终点(30d 内主要出血和临床相关性非主要出血)发生率(1.5% vs. 1.0%)亦相似(OR=1.48;95% CI:0.64~3.55)结果表明,Xa 抑制剂艾多沙班与华法林和依诺肝素桥接的传统治疗方案相比,更为有效、安全。Xa 逆转剂 andexanet alfa 的 ANNEXA-4 研究是一个开放标签试验,观察在口服或非口服的 Xa 抑制剂,包括依诺肝素、爱多沙班、阿哌沙班、利伐沙班出现急性出血患者的治疗效果。研究结果提示,约 90% 患者的抗 Xa 因子活性可在应用 Andexanet alfa 30min 内逆转,79% 的患者在 12h 内可获得良好的临床止血疗效,30d 随访显示,18% 的患者发生血栓栓塞并发症,期间大多数患者未进行抗凝治疗,提示出血事件后患者管理尚需提高。该研究是心房颤动抗凝治疗领域的一个重要成果。

REVERSE Ⅱ 研究结果提示,经 10 年随访发现,置入第一代 DES 5 年后,每年由缺血引起的靶病变血运重建及明确的支架内血栓分别下降 50% 和 70%。这一结果与置入支架类型和患者年龄因素无关。10 年期置入 SES 支架和 PES 支架的心血管死亡事件并无差异。置入第一代 DES 后,随着时间的推移临床相关事件发生率逐渐降低,证明不良动脉愈合后其稳定性有所改善。研究结果会对置入第一代 DES PCI 术后的二级预防,包括长期抗血小板治疗等有所启示。

一项多国授权的 Men Continue 和 HERDOO2(临床决策)规则确定低危无原因的静脉血栓栓塞患者能够停用抗凝剂,结果表明,虽然指南推荐终生抗凝治疗,在特殊临床决策管理中得分低的不明原因的静脉血栓栓塞妇女,可以安全地终止抗凝治疗。

　　YEARS 研究,观察了 3500 例临床怀疑急性肺栓塞的患者简化诊断处理方案的安全性和有效性,细化了 D-二聚体诊断水平,在传统策略 500ng/ml 的基础上增加了 1000ng/ml 的诊断标准,只有 D-二聚体≥1000ng/ml(无 Well 法则三项典型表现),或≥500 ng/ml(至少有一项典型表现)两种情况下,疑诊肺栓塞才需要进行 CTPA 检查,大约 48% 的患者因此获益,根据该策略避免了不必要的 CTPA 检查,较传统策略降低了 14% 的检查需求。YEARS 方案未增加血栓事件的发生,显示了该方案的安全性简单有效安全。

　　本届大会有许多研究亮点展示给与会者,对未来的临床实践有着重要的指导意义。

一、2016 ESC 新指南

(一)2016 年 ESC 急慢性心力衰竭诊断治疗指南

指南更新要点:本版指南较 2012 版指南主要变化如下。

(1)将左心室射血分数(LVEF)在 40%~49% 的心力衰竭定义为射血分数中间值(midrange EF)心力衰竭(HFmrEF)。专家共识组认为将 HFmrEF 单独分为一组有助于进一步研究这一人群的基本特征、病理生理特点及相关治疗方案。

(2)对射血分数减低的心力衰竭(HFrEF)、HFmrEF 和射血分数保留的心力衰竭(HFpEF)的诊断标准做出明确推荐。

(3)基于心力衰竭概率评估,提出非急性心力衰竭诊断流程。

(4)相关推荐旨在预防或延缓心力衰竭的发生发展,或预防心力衰竭症状出现以前发生的死亡。

(5)对第一个血管紧张素受体脑啡肽酶抑制剂(ARNIs)——新复方制剂 sacubitril/缬沙坦做了相关推荐。

(6)对心脏再同步化治疗(CRT)适应证做出调整。

(7)受急性冠状动脉综合征患者"早治疗,早获益"方案的启发,对急性心力衰竭患者,提出早期启动相应治疗的概念,同时开展相关研究。

(8)根据是否存在充血或低灌注状态,提出综合了急性心力衰竭的诊断和治疗方案的新流程。

指南推荐要点:

对疑诊或确诊心力衰竭的患者进行心脏影像学检查相关推荐:

推荐对疑诊心力衰竭的患者进行经胸超声心动图(TTE)检查,评估心脏结构和功能,明确 HFrEF,HFmrEF 或 HFpEF 诊

断。(推荐等级Ⅰ,证据水平 C)

推荐对确诊 HF 的患者进行 TTE 检查,评估 LVEF,以明确患者是否为 HFrEF,以及是否适合基于证据推荐的药物和器械(ICD,CRT)治疗。(推荐等级Ⅰ,证据水平 C)

旨在预防或延缓出现明显的心力衰竭,或在症状出现前预防死亡相关推荐

推荐对高血压进行治疗,以预防或延缓心力衰竭症状的出现,延长寿命。(推荐等级Ⅰ,证据水平 A)

推荐血管紧张素转换酶抑制剂(ACEI)用于无症状左心室收缩功能不全和有心肌梗死病史的患者,以预防或延缓心力衰竭症状的出现,延长寿命。(推荐等级Ⅰ,证据水平 A)

推荐 β 受体阻滞剂用于无症状左心室收缩功能不全和有心肌梗死病史的患者,以预防或延缓心力衰竭症状的出现,延长寿命。(推荐等级Ⅰ,证据水平 B)

症状性 HFrEF 患者药物治疗相关推荐

对于有症状的 HFrEF 患者,推荐在 β 受体阻滞剂治疗的基础上联合应用 ACEI,以降低心力衰竭住院率和死亡风险。(推荐等级Ⅰ,证据水平 A)

对于症状已稳定的 HFrEF 患者,推荐在 ACEI 治疗的基础上加用 β 受体阻滞剂,以降低心力衰竭住院率和死亡风险。(推荐等级Ⅰ,证据水平 A)

对已联合 ACEI 和 β 受体阻滞剂治疗但仍有症状的 HFrEF 患者,推荐盐皮质激素受体拮抗剂(MRA)治疗,以降低心力衰竭住院率和死亡风险。(推荐等级Ⅰ,证据水平 A)

部分症状性 HFrEF 患者其他药物治疗相关推荐

对有症状或体征的充血性心力衰竭患者,推荐利尿药治疗以改善症状和运动耐力。(推荐等级Ⅰ,证据水平 B)

对于卧床患者,若经 ACEI+β 受体阻滞剂+MRA 最佳治疗后仍有症状,推荐 Sacubitril/缬沙坦复方制剂代替 ACEI,以进一

步降低心力衰竭住院率和死亡风险。(推荐等级Ⅰ,证据水平 B)

对症状性 HFrEF(NYHA Ⅱ～Ⅳ)患者可能有害的单药或联合治疗

不推荐地尔硫草和维拉帕米治疗,该类药物会增加心力衰竭恶化和心力衰竭住院的风险。(推荐等级Ⅲ,证据水平 C)

不推荐在联合 ACEI＋ MRA 治疗的基础上加用 ARB(或肾素抑制剂),会增加肾功能不全和高钾血症的风险。(推荐等级Ⅲ,证据水平 C)

HF 患者置入 ICD 的相关推荐

二级预防:对于已从室性心律失常所致的血流动力学不稳定状态中恢复,以及功能状态良好且预期寿命>1 年的患者,推荐ICD 以降低猝死和全因死亡风险。(推荐等级Ⅰ,证据水平 A)

一级预防:对于满足以下条件患者,推荐 ICD 以降低猝死和全因死亡风险。

症状性心力衰竭(NYHA Ⅱ～Ⅲ);接受≥3 个月最佳药物治疗(OMT)后 LVEF 仍≤35%;功能状态良好且预期寿命>1 年;合并缺血性心肌病(IHD)(除非 40d 内有心肌梗死病史)(推荐等级Ⅰ,证据水平 A);扩张型心肌病(DCM)(推荐等级Ⅰ,证据水平B)。

不推荐 40d 内有心肌梗死(MI)病史的患者置入 ICD,因此时置入并不改善预后。(推荐等级Ⅲ,证据水平 A)

HR 患者心脏再同步治疗相关推荐

对满足下列条件的患者推荐 CRT,以改善症状,降低发病率和死亡率。

窦性心律,QRS 间期≥150ms 合并左束支传导阻滞,LVEF≤35%,已使用最佳药物治疗。(推荐等级Ⅰ,证据水平 A)

对满足下列条件的患者推荐 CRT,以改善症状,降低发病率和死亡率;窦性心律,QRS 间期 130～149ms 合并左束支传导阻滞,LVEF≤35%,已使用最佳药物治疗。(推荐等级Ⅰ,证据水平

B)

对于 HFrEF 患者若有心室起搏指征或合并高度房室传导阻滞,无论 NYHA 分级如何,推荐 CRT 而不是右心室起搏,以降低发病率。该推荐同样适用于心房颤动患者。(推荐等级Ⅰ,证据水平 A)

QRS 间期<130ms 的患者禁用 CRT。(推荐等级Ⅲ,证据水平 A)

不推荐的心力衰竭患者合并症治疗

对于合并显著睡眠呼吸暂停综合征的 HFrEF 患者,不推荐自适应伺服通气治疗,因其会增加全因死亡和心血管死亡率。(推荐等级Ⅲ,证据水平 B)

HF 患者不推荐使用噻唑烷二酮(格列酮类)药物,因其会增加心力衰竭恶化和心力衰竭住院风险。(推荐等级Ⅲ,证据水平 A)

HF 患者不推荐使用非甾体类抗炎药(NSAIDs)和 COX-2 抑制剂,因其会增加心力衰竭恶化和心力衰竭住院风险。(推荐等级Ⅲ,证据水平 B)

有助于疑诊急性心力衰竭患者诊断的检查方法相关推荐

对所有合并急性呼吸困难怀疑急性心力衰竭(AHF)的患者,推荐检测血浆利钠肽水平(BNP,NT-proBNP 或 MR-proANP),有助于鉴别心源性和非心源性急性呼吸困难。(推荐等级Ⅰ,证据水平 A)

急性心力衰竭患者的管理——药物治疗相关推荐

对所有入院时出现体液潴留症状或体征的 AHF 患者,推荐静脉应用襻利尿药以改善症状。

推荐在静脉应用利尿药期间规律监测症状、尿量、肾功能及电解质。(推荐等级Ⅰ,证据水平 C)

对新发 AHF 或慢性失代偿性心力衰竭,未口服利尿药的患者,推荐利尿药起始剂量为 20~40mg 呋塞米(或等效药物)静脉

推注,对于长期口服利尿药的患者,静脉使用利尿药的起始剂量应至少与口服剂量相同。(推荐等级Ⅰ,证据水平 B)

推荐利尿药间歇静脉推注或持续静脉滴注,根据患者症状和临床状况调整药物剂量和给药时间。(推荐等级Ⅰ,证据水平 B)

从安全性方面考虑,不推荐患者使用正性肌力药,除非患者有症状性低血压或低灌注。(推荐等级Ⅲ,证据水平 A)

心源性休克患者的管理相关推荐

所有怀疑存在心源性休克的患者,推荐立即完善 ECG 和超声心动图检查。(推荐等级Ⅰ,证据水平 C)

对所有出现心源性休克的患者,应迅速转诊至三级诊疗中心,该诊疗中心应具备 24h 全天候心脏导管设施和可提供短期机械循环支持的专用 ICU/CCU。(推荐等级Ⅰ,证据水平 C)

急性心力衰竭患者口服药物相关推荐

对于慢性 HFrEF 恶化的患者,若无血流动力学不稳定和禁忌证,应尽量维持以证据为基础的疾病-改善治疗。(推荐等级Ⅰ,证据水平 C)

心力衰竭患者运动、多学科管理和监测相关推荐

推荐心力衰竭患者进行规律有氧运动,以改善心功能和症状。(推荐等级Ⅰ,证据水平 A)

推荐症状稳定的 HFrEF 患者进行规律有氧运动,以降低 HF 住院风险。(推荐等级Ⅰ,证据水平 A)

推荐将心力衰竭患者纳入多学科管理计划,以降低心力衰竭住院和死亡风险。(推荐等级Ⅰ,证据水平 A)

(北京安贞医院急诊中心　高夏青　译　李艳芳　审校)

(二)2016 年 ESC 心血管疾病预防临床实践指南

心血管疾病(CVD)预防定义为,针对整个人群或个体,综合各项干预措施,旨在消除或减少心血管疾病及其相关功能障碍带来的影响。

指南更新要点

与既往指南相比,本版指南着重强调了基于整体人群、特殊疾病干预条件下、女性特殊状态下(如妊娠合并疾病)、年轻个体及不同种族的 CVD 预防。指南新增了正在接受癌症治疗、类风湿关节炎及勃起功能障碍患者 CVD 预防相关推荐。同时,指南认为健康的生活环境对 CVD 预防起到至关重要的作用,环境问题应得到各相关部门的足够重视。

指南推荐要点

心血管(CV)风险评估相关推荐

推荐对 CV 风险增加的个体进行系统的 CV 风险评估,如,早发 CVD 家族史,家族性高脂血症,存在主要 CV 危险因素(如:吸烟、高血压、糖尿病及高脂血症)或存在使 CV 风险增加的合并症。(推荐等级Ⅰ,证据水平 C)

推荐每 5 年重新评估 CV 风险,对危险因素濒临需要治疗阈值的个体,其评估次数应增加。(推荐等级Ⅰ,证据水平 C)

不推荐对无已知 CV 危险因素的女性(<50 岁)和男性(<40 岁)进行系统的 CV 风险评估。(推荐等级Ⅲ,证据水平 C)

如何评估 CV 风险相关推荐

对年龄>40 岁的成年人,推荐使用 SCORE 这样的风险评估系统来评估总的 CV 风险,若这类人群已存在 CVD、糖尿病(DM,年龄>40 岁)、肾脏疾病或合并显著升高的单一危险因素,则被自动归类于高危或极高危人群。(推荐等级Ⅰ,证据水平 C)

不推荐常规检测循环或泌尿系统生物学标记物以进行精确地 CVD 风险分层。(推荐等级Ⅲ,证据水平 B)

不推荐颈动脉超声中膜-内膜厚度筛查作为 CV 风险评估的手段。(推荐等级Ⅲ,证据水平 A)

如何进行干预相关推荐

推荐所有年龄段的健康成人每周进行至少 150min(中等强度)或 75min(高强度)的有氧运动,或等效的不同强度组合的运

动。(推荐等级Ⅰ,证据水平 A)

推荐无须进行远期评估的低风险个体进行体力活动。(推荐等级Ⅰ,证据水平 C)

推荐临床医师尽可能识别吸烟个体,反复建议其戒烟并提供相应帮助,例如,使用随访系统,单独或联合使用尼古丁替代疗法、瓦伦尼克林或安非他酮进行治疗。(推荐等级Ⅰ,证据水平 A)

健康饮食作为 CVD 预防的基石被推荐应用于所有个体。(推荐等级Ⅰ,证据水平 B)

推荐已有健康体重的个体继续维持,推荐超重或肥胖患者达到健康体重(或力争减重)。(推荐等级Ⅰ,证据水平 A)

推荐 CV 风险属于极高危的患者,低密度脂蛋白胆固醇(LDL-C)目标值为<1.8mmol/L(70mg/dl),若基线 LDL-C 水平在 1.8～3.5 mmol/L(70～135 mg/dl),应较基线水平降低至少50%。(推荐等级Ⅰ,证据水平 B)

推荐 CV 风险属于高危的患者,LDL-C 目标值为<2.6mmol/L(100mg/dl),若基线 LDL-C 水平在 2.6～5.1 mmol/L(100～200 mg/dl),应较基线水平降低至少 50%。(推荐等级Ⅰ,证据水平 B)。

推荐已接受治疗、年龄<60 岁的高血压患者的降压目标值为:收缩压(SBP)<140mmHg,舒张压<90mmHg。(推荐等级Ⅰ,证据水平 B)

推荐年龄>60 岁,SBP>160mmHg 的患者将 SBP 降至140～150mmHg。(推荐等级Ⅰ,证据水平 B)

推荐年龄>80 岁,起始 SBP≥160mmHg 的个体,若身体和精神状态良好,将 SBP 降至 140～150mmHg。(推荐等级Ⅰ,证据水平 B)

2 型糖尿病患者的降压目标值为<140/85mmHg,在部分患者(如,年轻患者因具体并发症而风险升高)推荐更低目标值,为<130/80mmHg,以降低卒中、视网膜病变和蛋白尿的发生风险。

（推荐等级Ⅰ，证据水平 B）

1 型糖尿病患者的降压目标值为＜130/80mmHg。（推荐等级Ⅰ，证据水平 B）

高血压 3 级的患者，无论其 CV 风险如何均推荐药物治疗，CV 风险为极高危的 1 或 2 级高血压患者，亦推荐启动药物治疗。（推荐等级Ⅰ，证据水平 B）

主要降压药物种类（如：利尿剂、ACEI、CCB、ARB 及 β 受体阻断剂）之间降压力度无显著性差异，因此均被推荐用于降压治疗。（推荐等级Ⅰ，证据水平 A）

推荐 DM 患者（尤其是在出现蛋白尿或微量白蛋白尿时）使用肾素-血管紧张素-醛固酮系统阻断剂进行降压治疗。（推荐等级Ⅰ，证据水平 B）

由于 β 受体阻断剂和噻嗪类利尿剂增加新发 DM 风险，不推荐在高血压合并多重代谢危险因素的患者中使用。（推荐等级Ⅲ，证据水平 B）

推荐大多数非妊娠的成年 1 型或 2 型糖尿病患者 HbA1c 目标值为＜7.0%（＜53mmol/mol），以降低 DM 患者 CVD 和微血管并发症风险。（推荐等级Ⅰ，证据水平 A）

若患者能够耐受且无禁忌证，在评估肾功能后，应将二甲双胍作为糖尿病的一线治疗。（推荐等级Ⅰ，证据水平 B）

所有年龄＞40 岁的 2 型或 1 型糖尿病患者，均推荐使用降脂药物（主要是他汀类）以降低 CV 风险。（推荐等级Ⅰ，证据水平 A）

不推荐无 CVD 个体进行抗血小板治疗，因其会增加主要出血风险。（推荐等级Ⅲ，证据水平 B）

实现用药和健康生活方式依从性相关推荐

推荐将治疗方案简化至最低可接受水平，并反复监测和反馈。对长期不依从的个体，推荐进行多重和联合的行为干预。（推荐等级Ⅰ，证据水平 A）

建议医护人员在遵循健康生活方式方面做出榜样,如,在工作时不吸烟、不使用烟草制品等。(推荐等级Ⅰ,证据水平 A)

CVD 预防工作实施相关推荐

在初始治疗时,建议全科医师、护士及保健辅助人员对高危患者进行 CVD 预防的宣教。(推荐等级Ⅰ,证据水平 C)

因急性事件住院的 CVD 患者,应在出院前完成预防策略的实施,包括生活方式改变,危险因素的控制及优化药物治疗,以降低死亡和发病风险。(推荐等级Ⅰ,证据水平 A)

推荐因急性冠状动脉事件、血运重建住院患者和心力衰竭患者参加心脏康复计划。(推荐等级Ⅰ,证据水平 A)

(北京安贞医院急诊中心　高夏青　译　李艳芳　审校)

(三)2016 ESC:抗癌治疗与心血管毒性防治指南

2016 年 8 月,欧洲心脏病学会年会(European society of cardiology,ESC)在意大利罗马召开。大会发布了 2016 ESC-抗癌治疗与心血管毒性防治指南,从病生理特征和预防策略等方面对抗肿瘤治疗的心血管毒性做出了科学总结和指导建议。近年来由于抗肿瘤治疗的进展,恶性肿瘤患者的生存率显著提高,但是抗肿瘤治疗不良反应的发生率和致死率也显著升高,心血管并发症是其中最常见的不良反应,对心脏结构和功能都带来直接的不利影响。尽管这一领域已经引起了广泛关注,但是由射线和抗癌药物导致的心血管损伤和疾病仍有许多问题有待解决。

1. 抗癌治疗引起的心血管并发症

(1)心功能不全和心力衰竭:心功能不全和心力衰竭(HF)是抗肿瘤治疗导致的心脏并发症当中最为常见的心脏毒性表现,显著增高患病率和死亡率。对于既往有心血管疾病风险的老年患者,短期 HF 风险也会增加。表 1 显示了不同化疗药物导致左室功能不全的发生率。

表 1　化疗药物致左心室功能不全发生率

化疗药物	发病率(%)
蒽环类药物(剂量依赖)	
多柔比星	
$400\mathrm{mg/m^2}$	3～5
$550\mathrm{mg/m^2}$	7～26
$700\mathrm{mg/m^2}$	18～48
伊达比星(>$90\mathrm{mg/m^2}$)	5～18
表柔比星(>$900\mathrm{mg/m^2}$)	0.9～11.4
米托蒽醌>$120\mathrm{mg/m^2}$	2.6
脂质体蒽环类(>$900\mathrm{mg/m^2}$)	2
烷化剂	
环磷酰胺	7～28
异环磷酰胺	
<$10\ \mathrm{g/m^2}$	0.5
$12.5～16\mathrm{g/m^2}$	17
抗代谢药物	
氯法拉滨	27
抗微血管药物	
多西他赛	2.3～13
紫杉醇	1
单克隆抗体	
曲妥单抗	1.7～20.1[28a]
贝伐单抗	1.6～4[14b]
帕妥珠单抗	0.7～1.2
小分子酪氨酸激酶抑制剂	
舒尼替尼	2.7～19
帕唑帕尼	7～11
索拉菲尼	4～8
达沙替尼	2～4
甲磺酸伊马替尼	0.2～2.7
拉帕替尼	0.2～1.5

化疗药物	发病率(%)
尼洛替尼	1
蛋白酶体抑制剂	
卡非佐米	11~25
硼替佐米	2~5
其他	
依维莫司	<1
西罗莫司	<1

诊疗方案

1)接受有潜在心脏毒性药物治疗的患者有进展为心力衰竭的风险,应接受医学上的评估,并严密监控心血管危险因素。

2)患者进行化疗之前和治疗期间都应该监测 LVEF,建议采用有效的影像学检查,并在随访过程中使用同一种检查。

3)针对肿瘤患者的注册研究和临床试验,对心血管毒性的定义应低于超声心动界定的 LVEF<50%。

4)若患者的 LVEF 显著降低,应在短时间内再次检查。

5)若患者在 LVEF<50%的基础上 EF 进一步降低且幅度大于 10%,进展为 HF 的风险较高,在没有禁忌证的前提下,推荐使用 ACEI(或 ARB)联合 β 受体阻滞剂预防左心室功能不全或症状性 HF 进一步恶化。

6)对于症状性 HF 或无症状心脏功能不全的患者,若无禁忌证,推荐使用 ACEI(或 ARB)和 β 受体阻滞剂。

(2)冠状动脉疾病(CAD):心肌缺血和心肌梗死及缺血引起的心律失常是抗肿瘤治疗常见的副作用。这些药物所导致心肌缺血的机制包括:直接造成血管痉挛、内皮损伤和急性血管栓塞、远期血脂代谢异常及早期动脉粥样硬化。

诊疗方案

1) 基于患者的病史、年龄和性别因素来评估其使用化疗药物导致 CAD 疾病的风险。

2) 对心肌缺血的临床评估和检查是诊断潜在 CAD 疾病的关键，这有利于指导抗肿瘤治疗用药。

3) 对于接受嘧啶类似物治疗的患者，应采用常规心电图密切监测心肌缺血情况，一旦发生心肌缺血事件，及时停用化疗药物。

4) 谨慎采用冠状动脉痉挛药物激发试验，仅用于无其他选择以及预防的情况下，且需密切监测患者。这种情况下，可以考虑使用硝酸酯类和（或）CCB 类药物。

5) 对于接受可能导致远期并发症的放化疗治疗的患者，可以考虑长期门诊随访，以便早期发现 CAD。

（3）瓣膜疾病：肿瘤患者可能合并瓣膜性心脏病（VHD），病因包括既往存在的瓣膜病变、放疗、感染性心内膜炎和继发于左心室功能不全。

诊疗要点：超声心动图检查可以作为诊断以及随访监测此类患者的手段。CMR 和 CT 可用于评估 VHD 的严重程度。此类患者行心脏手术风险较大，可以考虑经导管瓣膜置换。

（4）心律失常：肿瘤患者身上可发生各种各样的心律失常，有的可以引发严重的症状甚至威胁生命。在接受治疗的肿瘤患者中，心律失常的发生率为 16%～36%（表 2）。

表 2　抗癌药物相关心律失常

心律失常类型	药物
心动过缓	三氧化二砷，硼替佐米，卡培他滨，顺铂，环磷酰胺，多柔比星，表柔比星，5-氟尿嘧啶，异环磷酰胺，白介素-2，甲氨蝶呤，米托蒽醌，紫杉醇，利妥昔单抗，沙利度胺
窦性心动过速	蒽环类，卡莫司汀

续表

心律失常类型	药物
房室传导阻滞	蒽环类,三氧化二砷,硼替佐米,环磷酰胺,5-氟尿嘧啶,米托蒽醌,利妥昔单抗,紫杉醇,沙利度胺
心脏电传导障碍	蒽环类,顺铂,5-氟尿嘧啶,伊马替尼,紫杉醇
心房颤动	烷化剂(顺铂,环磷酰胺,异环磷酰胺,美法仑),蒽环类,抗代谢药物(卡培他滨,5-氟尿嘧啶,吉西他滨),白介素-2,干扰素,利妥昔单抗,罗米地辛,小分子酪氨酸激酶抑制剂类(帕纳替尼,索拉菲尼,舒尼替尼,依鲁替尼),拓扑异构酶Ⅱ抑制剂(安吖啶,依托泊苷),紫杉醇,长春碱类
室上性心动过速	烷化剂(顺铂,环磷酰胺,异环磷酰胺,美法仑),安吖啶,蒽环类,抗代谢类药物(卡培他滨,5-氟尿嘧啶,甲氨蝶呤),硼替佐米,多柔比星,白介素-2,干扰素,紫杉醇,帕纳替尼,罗米地辛
室性心动过速/ 心室颤动	烷化剂(顺铂,环磷酰胺,异环磷酰胺),安吖啶,抗代谢类药物(卡培他滨,5-氟尿嘧啶,吉西他滨),三氧化二砷,多柔比星,干扰素,白介素-2,甲氨蝶呤,紫杉醇,蛋白酶体抑制剂类(硼替佐米,卡非佐米),利妥昔单抗,罗米地辛
心源性猝死	蒽环类(少有报道),三氧化二砷(继发于尖端扭转型室性心动过速),5-氟尿嘧啶(可能与缺血和冠状动脉痉挛相关),干扰素,尼洛替尼,罗米地辛

诊疗要点

1)所有患者皆应监测 12 导联 ECG 和 Q-T 间期,以及经公式校正的心率。

2)既往有 Q-T 间期延长相关心脏疾病、服用导致 Q-T 间期延长的药物、心动过缓、甲状腺功能不全或电解质紊乱等病史的患者都应多次监测 12 导联 ECG。

3)若发现 Q-T 间期＞500ms,Q-T 间期延长超过 60ms 或者心律失常,应考虑停止用药或者换药。

4)对于药物引起 Q-T 间期延长的患者,需避免各种引发尖端扭转型室速的因素(如低血钾和极度心动过缓)。

5)对于接受有可能引发 Q-T 间期延长的化疗的肿瘤患者,应尽可能选择使用减少 Q-T 间期延长的药物。

(5)高血压:高血压是肿瘤患者的常见并发症,也可因高血压导致肾脏肿瘤。血管内皮生长因子(vascular endothelial growth factor,VEGF)抑制剂有 11%～45% 的风险导致新发高血压或者原来已经控制稳定的高血压出现波动。发病的概率和程度取决于患者的年龄、高血压病史、CVD 病史、肿瘤类型、药物类型和剂量、治疗方案和抗肿瘤治疗。

诊疗要点

1)应按照目前的临床指南合理治疗高血压,在抗肿瘤治疗前和期间监测血压。

2)高血压的治疗采用常规降压方案即可,但应早期、积极的治疗,以防止心血管并发症的发生(如心力衰竭)。

3)ACEI 或 ARB、β 受体阻滞剂和二氢吡啶类钙离子拮抗剂是首选的降压药物。非二氢吡啶类钙离子拮抗剂常见药物相互作用,需慎重使用。

4)若血压控制不好,可以考虑减少抗肿瘤药物剂量和加强降压治疗,或停止 VEGF 抑制剂治疗。一旦血压稳定,VEGF 抑制剂可以重新启用,以达到最大的抗肿瘤效果。

(6)血栓形成疾病:肿瘤细胞可通过多种途径诱发凝血,包括促凝、抗纤溶和促凝集活性;释放促炎和促血管生成细胞因子及促进细胞黏附分子与血管和血细胞的相互作用。诊疗方面,应综合多学科之间意见,尤其是心脏肿瘤方面的团队,更好地使用抗栓、溶栓治疗和(或)血管内干预。

(7)外周血管疾病和卒中:治疗白血病的抗肿瘤药物可引发

下肢重度动脉粥样硬化或非动脉粥样硬化外周血管疾病（peripheral artery disease，PAD）。纵隔、子宫颈或者头颅的放射治疗可使卒中的风险增加1倍。脑小血管经照射后可发生内皮损伤和血栓形成。颅内大中血管所导致的卒中，原因可包括：滋养血管阻塞导致动脉中膜坏死或纤维化、外膜纤维化和加快动脉粥样硬化，继而导致颈动脉硬度增加和内膜增厚。

诊疗方面，应评估 PAD 基线风险，控制高危因素及规律随访。若已经出现 PAD 症状，则考虑抗血小板药物。若有必要，也可行血管重建手术。对于行头颈部肿瘤或淋巴瘤放射的患者，可以考虑超声监测颅内血管情况，尤其是放射治疗时间超过5年的患者。

（8）肺动脉高压：对于肿瘤患者，肺动脉高压（PAH）比较少见，但一旦发生，后果严重，尤其是某些抗肿瘤药物和干细胞骨髓移植后。

诊疗方面，若服用可能导致 PAH 的药物，应经超声心动图评估左心室功能，并在门诊随访过程及时进行干预。尽可能采用无创的方式监测心血管情况，尤其是伴随新发劳力性呼吸困难、乏力或心绞痛时。对于无症状患者，建议每3～6个月行一次超声心动图检查左心室功能。

（9）其他心血管疾病并发症（略）。

（10）抗癌治疗并发心血管疾病的特殊人群（略）。

2. 预防和缓解抗癌治疗带来的心脏毒性

（1）可预防或缓解心肌功能紊乱的治疗选择

1）心脏毒性抗癌药物使用之前可采取的保护措施：心脏毒性抗癌药物使用之前采取的保护措施的时机和方法应该根据临床实际而定，患者有心脏病史，化疗药物包括蒽环类药物、心脏病危险因素难以控制等都有高概率出现较严重的心脏毒性。可采取预防性心脏保护措施，见表3。

表 3　减少化疗药物致心脏毒性的措施

化疗药物	可行的心脏保护措施
所有化疗药物	识别和治疗心血管危险因素
	治疗合并症(冠心病,心力衰竭,外周血管疾病,高血压)
	QTc 延长和尖端扭转型室性心动过速
	避免应用使 Q-T 间期延长的药物
	处理离子异常
	缩小心脏照射
蒽环类药物及	限制累积剂量(mg/m^2)
类似物	-柔红霉素<800
	-多柔比星<360
	-表柔比星<720
	-米托蒽醌<160
	-伊达比星<150
	改变输送系统(脂质体多柔比星)或连续给药
	右丙亚胺作为替代药物
	ACEI 或 ARB
	β 受体阻滞剂
	他汀类
	有氧运动
曲妥单抗	ACEI
	β 受体阻滞剂

2)肌钙蛋白升高的患者:抗肿瘤治疗过程中或治疗后若出现肌钙蛋白升高应该立即启动保护措施。一项临床研究表明大剂量化疗同时使用依那普利的患者和对照组相比肌钙蛋白明显较低,包括心力衰竭和无症状性 LVEF 下降的心血管事件明显减少。

3)抗癌治疗导致的无症状 LVEF 下降:LVEF 下降达到心脏毒性标准,尤其伴随心房钠尿肽的增高,可称之为 B 期心力衰竭(例如,患者有结构性心脏病却无心力衰竭症状),应依据指南给予抗心力衰竭治疗。

4)抗癌治疗导致的无症状(心脏)整体应变下降:目前无研究表明何种措施可改善化疗导致的基于心脏超声整体应变(global

longitudinal strain,GLS)检测的亚临床心功能不全。

5)抗癌治疗出现心力衰竭:抗癌治疗过程中或者治疗后出现心力衰竭应该依据 ESC 指南的推荐给予治疗。同时应该强调团队合作,心脏肿瘤专家和肿瘤专家一起平衡危害和获益。如果使用具有心脏毒性的药物,那么强烈建议同时使用 ACEI 或者 β 受体阻滞剂来保护心脏。

6)抗癌治疗中非药物手段的心脏获益:强烈推荐抗癌治疗中非药物手段的心脏获益,比如健康饮食、戒烟、规律锻炼、控制体重等。

(2)预防血栓栓塞事件:化疗增加深静脉血栓的发生。使用低分子肝素是主要的预防手段,无高出血风险的高危患者(使用抗血管生成药物治疗多发性骨髓瘤、局部进展期或者转移的胰腺癌、肺癌)应该接受该预防手段。研究表明通过深静脉置管使用 LMWH 或者 VKA 抗凝的患者发生深静脉血栓的概率显著下降。

(北京安贞医院急诊中心　曹晓菁　译　李艳芳　审校)

(四)2016 ESC&EAS 血脂管理指南解读

2016 年 8 月 27 日,欧洲心脏病学会(ESC)和欧洲动脉硬化学会(EAS)联合发布《血脂异常管理指南》,全文在 *Eur Heart J* 和 ESC 网站同时发布。

心血管疾病(CVD)在欧洲导致严重的疾病负担,总体死亡病例年均占比:心血管疾病占 45%,其他疾病占 55%。不同 CVD 的年均死亡病例及占比情况,其他心血管疾病 122 万、总体占比为 14%,脑血管疾病 101 万、总体占比为 11%,冠心病 177 万、总体占比为 20%。

至少 80% 的 CVD 是可以预防的,积极有效的预防、干预措施,消除 CVD 危险因素,可显著降低疾病危害。总体人群的预防是促进健康的生活方式,特定个体中 CVD 中危～高危人群或 CVD 确诊患者可通过改善生活方式(饮食、运动、戒烟)和控制心血管危险因素(降脂、降压)实施预防。

CVD 危险分层及降脂目标

1. 推荐进行总体心血管疾病风险评估,所有 CVD 的临床防治指南均一致推荐进行总体 CAD 或 CV 的风险评估,动脉粥样硬化性 CVD 通常是若干种危险因素共同作用的结果。针对特定患者应根据其总体 CV 风险制定个体化的 CVD 防治方案。对更高危者应采取更强化的治疗手段。

危险评估的基本原则

下列人群属于总体 CV 高危/极高危人群,对其无须采用 CV 风险评估模型;因为所有这些人群的危险因素都必须进行积极治疗和管理。

(1)CVD 确诊患者。

(2)1 型或 2 型糖尿病,合并极高危因子的患者,慢性肾病(CKD)患者。

对于所有的其他人群,推荐采用 SCORE 风险评估系统对总体 CV 风险进行评估,因为有许多合并多种危险因素的人群已经达到总体 CV 高危水平。

血脂指南推荐的 SCORE 评分

在 CVD 高危人群中 10 年致死性 CVD 危险评分基于下列危险因素:年龄,性别,吸烟,收缩压,总胆固醇。

SCORE 评分表举例说明

1 例 40 岁男性吸烟者的危险因素评分为 3 分,与 1 例危险因素处于理想状态的 60 岁男性评分为 3 分相同,据此可以认为他的 CVD 危险年龄已经达到 60 岁。

指南的 CVD 危险分层

极高危

临床或影像学确诊的 CVD 包括

(1)既往心肌梗死(MI),急性冠状动脉综合征(ACS),冠状动脉血运重建[经皮冠状动脉介入治疗(PCI)冠状动脉旁路移植术(CABG)]和其他动脉血运重建术,卒中和短暂性脑缺血发作(TIA),外周动脉疾病(PAD)。

表4 针对不同 LDL-C 水平和危险分层的干预措施

总体心血管风险%（SCORE）	LDL-C 水平				
	<70mg/dl (<1.8 mmol/L)	70~<100mg/dl (1.8~<2.6 mmol/L)	100~<155mg/dl (2.6~<4.0 mmol/L)	155~<190 mg/dl (4.0~<4.9mmol/L)	≥190 mg/dl (≥4.9 mmol/L)
<1	不干预	不干预	不干预	不干预	改善生活方式，控制不佳考虑药物治疗
推荐等级/证据水平			I/C	I/C	IIa/A
≥1~<5	不干预	不干预	改善生活方式，控制不佳考虑药物治疗	改善生活方式，控制不佳考虑药物治疗	改善生活方式，控制不佳考虑药物治疗
推荐等级/证据水平	I/C	I/C	IIa/A	IIa/A	I/A
≥5~<10（或高危）	不干预	改善生活方式，控制不佳考虑药物治疗	改善生活方式联合药物治疗	改善生活方式联合药物治疗	改善生活方式联合药物治疗
推荐等级/证据水平	I/C	IIa/A	IIa/A	I/A	I/A
≥10（或极高危）	改善生活方式，控制不佳考虑药物治疗	改善生活方式联合药物治疗	改善生活方式联合药物治疗	改善生活方式联合药物治疗	改善生活方式联合药物治疗
推荐等级/证据水平	IIa/A	IIa/A	I/A	I/A	I/A

（2）影像学检查如冠状动脉造影或冠状动脉超声发现显著的斑块，与临床事件具有强相关性。

糖尿病合并靶器官损伤

（1）蛋白尿。

（2）伴有一种主要危险因子，如吸烟、高血压、血脂异常。

重度慢性肾病[GFR＜30ml/（min·1.73 m²）]。

SCORE 评估系统的 10 年致命性 CVD 危险≥10%。

高危

（1）单一危险因子显著升高，尤其是胆固醇＞8mmol/L（＞310 mg/dl，如家族性高胆固醇血症）或血压≥180/110mmHg。

（2）大多数其他糖尿病患者（部分年轻的 1 型 DM 可能属于中低危人群）。

（3）中度慢性肾病（GFR 30～59ml/（min·1.73 m²）]。

（4）SCORE 评估系统的 10 年致命性 CVD 危险≥5%但＜10%。

中危：SCORE 评估系统的 10 年致命性 CVD 危险≥1%但＜5%。

低危：SCORE 评估系统的 10 年致命性 CVD 危险＜1%。

生活方式＋药物治疗是防治 CVD 的基石

（1）健康的生活方式包括戒烟、调整饮食、加强运动降低体重。

（2）药物治疗控制各项指标包括降压、降脂、降糖。

LDL-C 是首要血脂干预目标

将 LDL-C 作为治疗的首要目标。（证据等级Ⅰ，证据水平 A）

可将非 HDL-C 作为治疗的次要目标。（证据等级Ⅱa，证据水平 B）

不推荐将 HDL-C 作为治疗目标。（证据等级Ⅲ，证据水平 A）

不推荐将 apoB/apoAI 和非 HDL-C/HDL-C 作为治疗目标。(证据等级Ⅲ,证据水平 B)

指南强调设定降胆固醇目标值具有重要意义

(1)设定具体的降胆固醇治疗目标值有助于临床实施个体化、规范化的评估、诊疗。

(2)明确治疗目标值有利于医患之间的沟通。

(3)通过降脂治疗实现达标有利于提高患者治疗依从性。

指南推荐根据风险分层设定明确的 LDL-C 目标

心血管风险极高危患者

推荐 LDL-C 目标为<1.8mmol/L(70mg/dl),或至少降低 50%(基线 LDL-C 介于 70～135 mg/dl)(证据等级Ⅰ,证据水平 B)。

心血管风险高危患者

推荐 LDL-C 目标为<2.6mmol/L(100mg/dl)或至少降低 50%(基线 LDL-C 介于 100～200 mg/dl)(证据等级Ⅰ,证据水平 B)。

中低危人群

考虑 LDL-C 目标值为<3.0mmol/L(115 mg/dl)(Ⅱa,C)

目前,尚未发现存在临床获益的 LDL-C 下限阈值,LDL-C<1.8 mmol/L 时继续降脂治疗仍可进一步获益。

血脂指南对临床常见病例举例说明降 LDL-C 治疗目标:

患者 A:极高危,LDL-C>1.8mmol/L (>70mg/dl),已接受他汀治疗,目标为 LDL-C<1.8 mmol/L (70 mg/dl)。

患者 B:高危,LDL-C>2.6mmol/L (>100mg/dl),已接受他汀治疗,目标为 LDL-C<2.6 mmol/L (100mg/dl)。

患者 C:极高危,LDL-C 1.8～3.5 mmol/L (70～135mg/dl),未采用药物治疗,目标为 LDL-C 降幅至少达到 50%。

患者 D:高危,LDL-C 2.6～5.2 mmol/L (100～200mg/dl),未采用药物治疗,目标为 LDL-C 降幅至少达到 50%。

患者 E：极高危，LDL-C＞3.5mmol/L（135mg/dl），未采用药物治疗，目标为 LDL-C＜1.8mmol/L（70mg/dl）。

患者 F：高危，LDL-C＞5.2mmol/L（200mg/dl），未采用药物治疗，目标为 LDL-C＜2.6 mmol/L（100 mg/dl）。

血脂指南强调：调整生活方式是防治 CVD 的基础，因为营养物质对 CVD 防治的重要作用已经得到广泛证实。膳食因素可以直接影响动脉粥样硬化的形成过程，还可以通过血压、血脂、血糖等危险因素间接发挥作用。

膳食推荐如下。

谷物：推荐食用全谷类；适度食用精制面包、米饭和意大利面、饼干、玉米片；偶尔限量食用糕点、松饼、馅饼、羊角面包。

蔬菜：推荐食用生鲜和烹调的蔬菜；适度食用土豆；偶尔限量食用采用黄油或奶油制作的蔬菜。

豆类：推荐食用扁豆、菜豆、蚕豆、豌豆、鹰嘴豆、大豆。

水果：推荐食用生鲜和冷冻水果；适度食用干果、果冻、果酱、水果罐头、果汁冰糕、冰棍、水果汁。

糖和甜味剂：推荐食用不含热量的甜味剂；适度食用蔗糖、蜂蜜、巧克力、糖果；偶尔限量食用蛋糕、冰淇淋、果糖、软饮料。

肉类和鱼类：推荐食用不含油脂和含油脂的鱼类、去皮家禽；适度食用瘦牛肉、羊肉、猪肉、小牛肉、海鲜、贝类；偶尔限量食用香肠、意大利腊肠、熏肉、排骨、热狗、内脏。

奶制品和蛋类：推荐食用脱脂牛奶和低脂酸奶；适度食用低脂牛奶、低脂奶酪和其他奶制品、蛋类；偶尔限量食用普通奶酪、奶油、全脂牛奶和全脂酸奶。

烹调用油和调料：推荐食用醋、芥末、不含脂肪的调料；适度食用橄榄油、非热带植物油、软质人造黄油、沙拉酱、蛋黄酱、番茄酱；偶尔限量食用反式脂肪和硬质黄油（最好避免食用）、棕榈和椰子油、黄油、猪油、培根脂肪。

坚果/种子：适度食用除椰子以外无盐的所有坚果或种子，偶尔限量食用椰子。

烹调方式:推荐烤、煮、蒸;适度采用大火翻炒、烘焙;偶尔采用煎炸。

他汀降脂治疗的重要意义

(1)大规模研究显示:他汀用于一级和二级预防,在所有患者人群中均可大幅降低 CVD 病残率和死亡率。

(2)他汀可有效延缓冠状动脉粥样硬化进展,甚至促使其发生逆转。

新指南推荐他汀最大可耐受剂量,同时肯定非他汀类降脂药物的作用

(1)最大推荐剂量或最大耐受剂量他汀治疗,力求达标(证据等级Ⅰ,证据水平 A)。

(2)对于他汀不耐受患者,可考虑使用依折麦布或胆酸螯合剂或两者联用(证据等级Ⅱa,证据水平 C)。

(3)若治疗未达标,可考虑他汀联合胆固醇吸收抑制剂(Ⅱa,B)。

(4)若治疗未达标,可考虑他汀联合胆酸螯合剂(Ⅱb,C)。

(5)对于极高危患者,经最大耐受剂量他汀联合依折麦布治疗后仍维持 LDL-C 高水平或发生他汀不耐受,可考虑使用 PC-SK9 抑制剂(Ⅱb,C)。

血脂指南明确指出,他汀的心血管获益基于降低 LDL-C 的程度与他汀种类无关。

根据荟萃分析的现有证据

(1)他汀临床获益依赖于 LDL-C 降幅,心血管临床获益与他汀种类无关。

(2)特定患者采用何种他汀治疗,应取决于他汀的 LDL-C 降幅是否能够满足患者相应的治疗目标。

血脂指南推荐:不同剂量、不同类型他汀药物的降 LDL-C 疗效有所差异。

他汀的安全性概述:他汀类药物的总体耐受性良好,用药时需注意以下不良事件。

①肌肉症状。

②肝功能受损。

③糖尿病。

④肾功能受损。

⑤药物相互作用。

血脂指南强调药物相互作用是导致他汀不良反应的重要因素

(1)不同他汀类药物在体内的吸收度、生物利用度、血浆蛋白结合率、排泄率和溶解度均存在差异。

(2)除了瑞舒伐他汀、普伐他汀、匹伐他汀,其他多数类型的他汀均主要通过肝脏 CYP450 代谢。

(3)他汀通过 CYP3A4 途径发生的药物相互作用,可导致肌病和横纹肌溶解症。

可能与他汀发生相互作用的主要药物种类

(1)抗感染药物:伊曲康唑、酮康唑、泊沙康唑、红霉素、克拉霉素、泰利霉素、HIV 蛋白酶抑制剂。

(2)钙离子拮抗剂:维拉帕米、地尔硫䓬、氨氯地平。

(3)其他:环孢素、达那唑、胺碘酮、雷诺嗪、西柚汁、奈法唑酮、二甲苯氧庚酸。

他汀其他不良反应

(1)他汀与新发糖尿病

总体而言,在 CVD 高危患者中,他汀类降脂治疗实现的心血管获益远大于可能的新发糖尿病风险。

2. 他汀对肾功能的影响

(1)近期的 Cochrane 荟萃分析显示他汀对肾功能无不良影响。

(2)不同种类他汀对患者肾功能的影响无明显差异。

（3）临床显示蛋白尿总体发生率低，多数情况下与安慰剂相似。

3. 他汀与肿瘤

他汀用药与肿瘤发生率无显著相关性。

血脂指南主要推荐内容

风险评估

（1）推荐 40 岁以上无心血管疾病、糖尿病、慢性肾脏病（CKD）或家族性高胆固醇血症证据的无症状人群应用 SCORE 等风险评估系统评估总体 CVD 风险（证据等级Ⅰ，证据水平 C）。

（2）推荐 40 岁以上无心血管疾病、糖尿病、慢性肾脏病（CKD）或家族性高胆固醇血症证据的无症状人群应用 SCORE 等风险评估系统评估总体 CVD 风险（证据等级Ⅰ，证据水平 C）。

CVD 风险评估的血脂检测

（1）TC 可用于 SCORE 系统评估总体心血管风险（证据等级Ⅰ，证据水平 C）。

（2）LDL-C 作为筛查、风险评估、诊断和治疗的首要血脂分析指标，HDL-C 作为强独立危险因素推荐用于 HeartScore 评分系统（证据等级Ⅰ，证据水平 C）。

（3）非 HDL-C 属于强独立危险因素，应作为危险标志物，尤其适用于高三酰甘油患者（证据等级Ⅰ，证据水平 C）。

降脂治疗前血脂异常的特征指标分析

（1）推荐 LDL-C 作为首要血脂分析指标（证据等级Ⅰ，证据水平 C）。

（2）推荐治疗前测定 HDL-C（证据等级Ⅰ，证据水平 C）。

（3）TG 有助于风险评估，可用于诊断和治疗方案的选择（证据等级Ⅰ，证据水平 C）。

4. 推荐计算非 HDL-C 水平，尤其是高三酰甘油血症患者（证据等级Ⅰ，证据水平 C）。

心血管疾病防治的血脂治疗目标

（1）推荐 LDL-C 作为首要治疗目标（证据等级Ⅰ,证据水平 A）。

（2）不推荐将 HDL-C 作为治疗目标（证据等级Ⅲ,证据水平 A）。

（3）不推荐将 apoB/apoAI 和非 HDL-C/HDL-C 作为治疗目标（证据等级Ⅲ,证据水平 B）。

LDL-C 的治疗目标

（1）心血管风险极高危患者,推荐 LDL-C 目标为＜1.8mmol/L(70 mg/dl)；

或至少降低 50%（基线 LDL-C 介于 70～135 mg/dl）（证据等级Ⅰ,证据水平 B）。

（2）心血管风险高危患者,推荐 LDL-C 目标为＜2.6mmol/L(100 mg/dl)；

或至少降低 50%（基线 LDL-C 介于 100～200mg/dl）（证据等级Ⅰ,证据水平 B）。

高胆固醇血症的药物治疗

应用最大推荐剂量或最大耐受剂量他汀治疗,力求达标（证据等级Ⅰ,证据水平 A）。

杂合子型家族性高胆固醇血症（FH）的诊治

（1）男性 55 岁之前或女性 60 岁之前发生冠心病、有近亲属出现早发性致死性或非致死性 CVD、近亲属患腱索黄色瘤、或 LDL-C 严重增高（成人＞5mmol/L,儿童＞4mmol/L）的患者,应考虑 FH 的可能性（证据等级Ⅰ,证据水平 C）。

（2）推荐对确诊 FH 者进行家系筛查（证据等级Ⅰ,证据水平 C）。

（3）推荐对 FH 患者进行强化他汀治疗,且常需联用依折麦布（证据水平Ⅰ,证据等级 C）。

（4）推荐从 5 岁起对儿童进行检测,若疑似纯合子型 FH 应更早进行（证据等级Ⅰ,证据水平 C）。

老年人的降脂治疗

确诊 CVD 的老年患者,推荐应用与年轻患者相同的他汀治疗策略（证据等级Ⅰ,证据水平 A）。

糖尿病患者的降脂治疗

(1)所有发生微量蛋白尿和（或）肾病的 1 型糖尿病患者无论基线 LDL-C 水平如何,均推荐首选他汀降 LDL-C 治疗（至少降低 50%）（证据等级Ⅰ,证据水平 C）。

(2)2 型糖尿病合并 CVD 或慢性肾病,或无 CVD 但年龄 40 岁以上且合并 1 项或更多其他 CVD 危险因素或靶器官损伤标志的患者,推荐 LDL-C 目标值<1.8 mmol/L(70mg/dl),次要目标为非 HDL-C<2.6mmol/L(100mg/dl),apoB<80mg/dl(证据等级Ⅰ,证据水平 B）。

(3)所有无额外危险因素和（或）靶器官损伤依据的 2 型糖尿病患者,推荐 LDL-C 目标值<2.6 mmol/L(100mg/dl),次要目标为非 HDL-C<3.4mmol/L(<130mg/dl),apoB<80mg/dl(证据等级Ⅰ,证据水平 B）。

ACS 和接受 PCI 患者的降脂治疗

对于无禁忌证或他汀不耐受病史的 ACS 患者,无论基线 LDL-C 水平如何,入院后均推荐尽早启动或继续强效他汀治疗（证据等级Ⅰ,证据水平 A）。

心力衰竭或心脏瓣膜病患者的降脂治疗

(1)不推荐无他汀适应证的心力衰竭患者使用他汀降胆固醇治疗（证据等级Ⅲ,证据水平 A）。

(2)不推荐既无冠心病又无他汀适应证的主动脉瓣狭窄患者使用他汀降胆固醇治疗（证据等级Ⅲ,证据水平 A）。

自身免疫病患者的降脂治疗

不推荐常规应用降脂药物治疗（证据等级Ⅲ,证据水平 C）。

中～重度慢性肾病患者的降脂治疗

(1)慢性肾脏病 3～5 期患者属于心血管高危或极高危患者

（证据等级Ⅰ，证据水平 A）。

（2）非透析依赖性 CKD 患者推荐使用他汀或他汀联合依折麦布治疗（证据等级Ⅰ，证据水平 A）。

（3）依赖透析且不伴动脉粥样硬化性 CVD 的慢性肾病患者，不宜启动他汀治疗（证据等级Ⅲ，证据水平 A）。

外周动脉疾病（包括颈动脉疾病）患者的降脂治疗

外周动脉疾病属于极高危，推荐患者进行降脂治疗（多采用他汀）（证据等级Ⅰ，证据水平 A）。

卒中患者的一级和二级预防

（1）卒中一级预防：推荐心血管高危或极高危患者进行他汀治疗，降低 LDL-C 需达标（证据等级Ⅰ，证据水平 A）。

（2）卒中一级预防：推荐具有其他 CVD 表现的患者接受降脂治疗（证据等级Ⅰ，证据水平 A）。

（3）卒中二级预防：推荐具有非心源性缺血性卒中或 TIA 病史的患者接受强效他汀治疗（证据等级Ⅰ，证据水平 A）。

（北京安贞医院急诊中心　李艳芳　译）

（五）2016 ESC-房颤管理指南

2016 年 8 月 27 号，欧洲心脏病学会年会在 ESC 网站、《欧洲心脏杂志》（*Eur Heart J*）与《欧洲心胸外科杂志》（*Eur J Cardio-thorac Surg*）同时在线发布了《2016 ESC 房颤管理指南》，该指南是首次由 ESC 和欧洲心胸外科学会（EACTS）联合发布。

指南指出，最新流行病学资料显示，估计全球男性与女性心房颤动患者分别为 2.09 亿和 1.26 亿，在发达国家发病率更高。到 2030 年欧洲将有 1.4 亿～1.7 亿患者，每年新发 12 万～21.5 万患者。在 20 岁以上成人中约有 3% 的患者将发生心房颤动。在老年人及高血压、心力衰竭、冠心病、血管疾病、肥胖、糖尿病及慢性肾功能不全的患者中发病率更高。心房颤动使女性全因死亡率增加 2 倍，男性死亡率增加 1.5 倍。指南指出无论男性或女性,临床医生都必须对心房颤动提供有效的诊断与治疗管理,以预防卒中和死亡（ⅠA）。同时导管或外科消融技术在男性或女性同样有效（Ⅱa,B）。

指南将心房颤动分为:初次诊断的心房颤动、阵发性心房颤动、持续性心房颤动、长程持续性心房颤动和永久性心房颤动五大类。初次诊断的心房颤动指首次发现的心房颤动,无论心房颤动之前的持续时间及其严重程度如何。阵发性心房颤动指大多数发作 48h 内自行终止,持续时间长者可达 7d;如果心房颤动 7d 内被复律,也归为阵发性心房颤动。持续性心房颤动指持续>7d 或电复律/药物复律等干预后方可终止的心房颤动。长期持续性心房颤动是指持续>1 年决定采取节律控制的心房颤动。永久性心房颤动指患者或医生接受长期心房颤动的事实,放弃节律控制;如想尝试复律,应该重新归为持续性心房颤动。此外,指南还将心房颤动进行了相应的临床分型,分为继发于结构性心脏病的心房颤动、局灶性心房颤动、多基因心房颤动、术后心房颤动、二尖瓣狭窄和人工心脏瓣膜相关心房颤动、运动员心房颤动和单基因心房颤动等类型。

指南推荐采用改良 EHRA 分级评估心房颤动的症状（Ⅰ,C）:1 级,无任何症状;2a 级症状轻,日常生活不受影响;2b 级,症状中等,日常生活虽不受限,但患者被症状发作所困扰;3 级,症状重,日常生活受限于心房颤动;4 级,致残,日常生活因心房颤动症状受到严重影响。

指南建议心房颤动患者应该完善的资料及检查包括:心电图（Ⅰ,B）;全面的心血管评估,包括仔细询问病史、认真体检及伴随疾病的评估（Ⅰ,C）;心脏超声（Ⅰ,C）;长时程心电监测用于评估有症状的心房颤动患者心率控制的效果,或者用于分辨心悸等症状是否与心房颤动相关（Ⅱa,C）。

指南推荐使用 $CHA_2DS_2\text{-}VASc$ 评分预测心房颤动卒中风险（Ⅰ,A）;对于用口服抗凝药的患者,推荐进行出血风险评分,并寻找潜在可纠正的出血风险因素,予以纠正(Ⅱa,B)。高敏肌钙蛋白和脑钠肽等生物标记物在心房颤动卒中和出血风险评估中发挥一定作用(Ⅱb,B)。

在抗凝治疗方面,指南仍然推荐应用 CHA_2DS_2-VASc 评分作为卒中评估工具。指南指出,对于 CHA_2DS_2-VASc 评分≥2分的男性和≥3分的女性,推荐口服抗凝药(OAC)(Ⅰ,A);对于 CHA_2DS_2-VASc 评分为1分的男性和2分的女性患者,可根据患者的个体化因素及患者本身的意愿,给予应用 OAC(Ⅱa,B)。心房颤动使用口服抗凝药的患者,如无使用(阿哌沙班、达比加群酯、依杜沙班、利伐沙班)的禁忌证,应该首选 NOAC,次选华法林(Ⅰ,A)。如果患者使用华法林,应该密切监测 INR,并保证治疗窗内时间(TTR)尽可能高(Ⅰ,A)。如果患者服用华法林,即使有良好的依从性,但 TTR 仍不满意,NOAC 无禁忌证,建议换用 NOAC;或者根据患者自身意愿换用 NAOC(Ⅱb,A)。联合应用口服抗凝药和抗血小板药将明显增加出血风险,如无明确需使用抗血小板药物的指征,应避免合用(Ⅲ,B)。对于没有卒中风险的男性、女性患者,不推荐抗凝或抗血小板治疗(Ⅲ,B)。不推荐单纯使用抗血小板药物用于卒中预防,无论卒中风险高低;不建议在机械瓣(Ⅲ,B)或者中-重度二尖瓣狭窄(Ⅲ,C)的心房颤动患者中使用 NOACs。

抗心律失常药物治疗方面,对于 LVEF≥40%者,控制心室率的药物推荐β受体阻滞剂、地高辛、维拉帕米和或地尔硫䓬(Ⅰ,B);而对于 LVEF<40%者,控制心室率的药物推荐β受体阻滞剂和(或)地高辛(Ⅰ,B)。如果单药治疗不能达到控制心率的目的,可考虑联合药物治疗(ⅡaC)。在血流动力学不稳定或者严重 LVEF 降低的患者,胺碘酮用于急性心率控制可能是合理的(Ⅱa,B)。对于永久性心房颤动的患者,不应常规使用抗心律失常药物用于心率控制;静息状态下心率<110次/分可以作为心率控制的起始靶目标(Ⅱa,C)。在合并预激综合征或者妊娠的患者

节律控制优于心率控制(Ⅱa,C)。如果患者对心率或节律控制无效或者不能耐受,应该考虑行房室结消融,但患者以后需依赖起搏器(Ⅱa,B)。

节律控制有助于改善心房颤动症状(Ⅰ,B),管理心血管风险因素及避免心房颤动发作的诱因是维持窦性节律的有效途径(Ⅱa,B),除了血流动力学不稳定的心房颤动,选择药物还是电复律,需要医生及患者共同决定(Ⅱa,C)。血流动力学不稳定的心房颤动建议电复律(Ⅰ,B),在有症状的持续性或者长程持续性心房颤动患者中推荐电复律,并作为节律控制治疗的一部分(Ⅰ,B)。使用胺碘酮、普罗帕酮、氟卡尼或伊布利特预处理,可提高电复律的成功率和预防心房颤动复发(Ⅱa,B),在不合并缺血性或结构性心脏病的患者弗卡胺、普罗帕酮或维纳卡兰被推荐用于新发心房颤动的药物复律(Ⅰ,A)。在不合并缺血性或结构性心脏病史的患者,应考虑伊布利特用于心房颤动药物复律(Ⅱa,B);在新发心房颤动、无结构或缺血性心脏病的患者,单剂量口服弗卡胺或普罗帕酮可作为患者自主复律的选择,并在随后进行安全性评价(Ⅱa,B);在缺血和(或)结构性心脏病的患者,推荐使用胺碘酮复律(Ⅰ,A);无低血压、严重心力衰竭或严重的结构性心脏病(尤其是主动脉瓣狭窄)的患者,维拉卡兰可作为胺碘酮的替代药物(Ⅱb,B)。

对于药物治疗无效、反复发作、症状明显的阵发性心房颤动患者推荐导管消融治疗(Ⅰ,A);对于药物治疗无效的阵发性心房颤动,导管消融可作为一线治疗方案。症状明显的阵发性心房颤动患者,为改善症状和预防心房颤动再发,根据患者的意愿,比较获益/风险后,导管消融可以作为一线治疗手段来替代药物治疗(ⅡaB);对于症状明显的持续性或长程持久性心房颤动,如果药物不能改善症状,结合患者的意愿,经过心房颤动团队评估获益/风险后,可以考虑导管消融(Ⅱa,C)。心房颤动合并收缩性心力衰竭患者,可考虑导管消融治疗(Ⅱa,C)。消融可采用射频或冷冻球囊方法,以实现肺静脉隔离为目标(ⅡaB)。对于卒中高危患者,即使消融术后维持窦性节律,仍应接受口服抗凝药治疗(Ⅱa,C)。

(北京安贞医院急诊中心　师树田　译　李艳芳　审校)

二、冠心病与急性冠脉综合征研究进展

(一)2016 ESC-AMERICA 研究：高危 CAD 患者筛查外周动脉疾病无获益

2016 ESC 发布了 AMERICA 试验的结果，对高危心血管风险患者进行外周动脉粥样硬化疾病筛查并未改善 2 年预后。

研究背景及目的：目前 ESC 指南推荐对急性冠状动脉综合征（ACS）患者进行踝臂指数测量以筛查下肢动脉疾病（Ⅱa），但证据不足。高危冠心病患者外周动脉疾病的患病率及相关风险未知，系统的识别和适当的治疗外周动脉疾病是否获益仍不明确。

AMERICA 试验旨在探讨心血管疾病高危人群积极检测和管理外周动脉硬化疾病并进行积极的二级预防，是否比仅治疗有症状的外周动脉疾病联合标准二级预防获益更多。

研究方法：AMERICA 研究共纳入 521 名 CAD 高危患者，随机接受积极预防治疗或标准治疗。患者近期（6 个月内）被诊断为三支病变，或年龄≥75 岁患者在过去 1 个月有 ACS 发作。积极治疗组接受全身血管多普勒超声（必要时联合 CTA 或 MRI）筛查，在必要情况下进行血运重建。这些患者还进行踝臂指数检测、测量肌酐清除率、空腹血糖及 LDL 水平，推荐强化药物治疗包括：整个随访过程中双重抗血小板治疗、高强度他汀、β 受体阻滞剂及 ACEI、醛固酮受体拮抗剂（若 MI 后左室射血分数＜40%）、戒烟以及康复治疗。

研究结果：两组患者 2 年主要终点事件（全因死亡/因缺血性事件再次住院/器官衰竭）发生率无显著性差异（44.9% vs43.0%，HR 1.03；95% CI 0.80～1.34），次要终点事件发生率（全因死亡/MI/卒中/血运重建）无显著性差异（12.9% vs

13.6%，HR 0.94；95% CI 0.58~1.50），两组患者主要出血事件发生率也无显著性差异（4.6% vs 5.0%，HR 0.97；95% CI 0.40~1.91）。

评论：研究结果表明，两组之间临床事件发生率无显著性差异，可能原因是：筛查组患者有 20% 发现外周动脉疾病，其中仅有 1% 进行了血运重建；对照组进行了同样积极的二级预防。

Valentin Fuster 博士认为该研究纳入的患者有严重心血管疾病，但在筛查中未发现明显的外周动脉疾病。因此，尽管这些患者心血管事件发生率很高，但几乎没有事件由外周动脉疾病引起，所以两组事件发生率无显著性差异合乎情理。这项研究提示，如果冠心病患者没有外周动脉疾病症状，无须进行筛查。仅在有明显外周动脉疾病症状时进行筛查。

（北京安贞医院急诊中心　高夏青　王成钢　译　李艳芳审校）

（二）2016 ESC-CE-MARC 2 研究：对疑诊 CAD 患者进行心脏 MRI 检查可减少不必要的血管造影

2016 年 ESC 公布了随机对照试验 CE-MARC 2 研究结果，对于疑诊 CAD 患者，与英国国家卫生与临床优化研究所（NICE）指南推荐方法相比，心脏磁共振显像（CMR）和心肌灌注单光子发射计算机断层成像（SPECT）均能减少不必要的血管造影，但 CMR 和 SPECT 之间无显著性差异。CMR 组、SPECT 组及指南推荐组不必要血管造影的发生率分别为 7.5%、7.1% 及 28.8%。

该试验首次挑战了指南推荐内容。参加本试验的患者普遍表示不愿意接受侵入性治疗。此外，过去使用的指南是旧版预测模型，因而高估了 CAD 风险。60% 进入导管室的患者没有任何显著的冠状动脉阻塞，因此，目前拥有的先进的断层成像技术可以作为导管室的"守门员"。

对稳定型心绞痛的诊断，目前 NICE 指南推荐低危（预测风险 10%～29%）患者进行冠状动脉 CTA 检查，中危（预测风险 30%～60%）患者进行 CMR 或 SPECT 检查，高危患者（预测风险 61%～90%）进行造影检查。CE-MARC 2 研究纳入的 1202 名患者，CAD 预测风险在 10%～90%（基于 Duke 临床评分，平均为 49.5%），为期 12 个月的试验过程中，有 265（22%）名患者至少接受了 1 次不必要的血管造影。

经校正分析后，与 NICE 指南组相比，CMR 组不必要的血管造影降低了 79%（OR 0.21，95% CI 0.12～0.34；$P < 0.001$），但 CMR 组与 SPECT 组相比无显著性差异（OR 1.27，95% CI 0.79～2.03；$P = 0.32$）。

之前的 CE-MARC 试验中，Greenwood 和同事发现 CMR 在检测 CAD 方面比 SPECT 更精确，是评估疑似 CAD 最常用的检查方法。但在本试验中，CMR 与 SPECT 相比并未如研究假设的那样表现出优越性，Greenwood 认为试验的务实性和统计学效力可能是其原因。

该研究的中位随访时间为 15.8 个月，NICE 指南组有 2.5% 的患者至少出现 1 次 MACE 事件，CMR 组和 SPECT 组均有 3.1% 患者至少出现 1 次 MACE 事件［校正后的风险比：CMR 组 vs NICE 指南组为 1.37（95% CI 0.52～3.57）；CMR 组 vs MPS 组为 0.95（95% CI 0.46～1.95）］。

美国心脏学院前任主席 Kim Williams 博士认为，CMR 组和 SPECT 组 MACE 事件发生率较指南组升高了 37%，这一问题需要说明。Kaplan-Meier 曲线出现 2 型错误，这一结果可能没有统计学效力，因此我们不应该说各组之间没有统计学差异。如果纳入更多患者，随访更长时间，按照这一趋势，NICE 指南组可能会出现更多的事件，而过度使用冠状动脉造影也会使这种偶然性增加。

（北京安贞医院急诊中心　高夏青　王　溪　译　李艳芳审校）

(三)2016 ESC-CONSERVE 研究:冠状动脉 CTA 可有效减少

ICA 使用率及医疗支出:2016ESC 公布了 CONSERVE 研究结果,对疑诊冠心病(CAD)的稳定患者,计算机断层扫描血管造影(CTA)可以被用来指导侵入性冠状动脉造影(ICA)的使用。两种检查方式终点事件无显著性差异,CTA 花费更少。

研究方法:CONSERVE 研究纳入 1503 名符合 ACA/AHA 指南中非紧急 ICA Ⅱ级适应证的患者,随机接受直接 ICA 和 CTA 指导下 ICA 检查。

研究结果:两组患者在典型心绞痛、预测阻塞性 CAD 可能性、症状、ACC/AHA 指南推荐 ICA 适应证方面无显著性差异。两组患者阻塞性冠心病检出率、阻塞血管数量、阻塞位置无显著差异。

择期或直接 ICA 患者,12 个月主要不良心血管(MACE)事件发生率为 4.6%。与择期或直接 ICA 相比,CTA 指导下选择性 ICA 策略,使 ICA 检查发生率降低 78%,血运重建发生率降低 41%,心血管相关费用支出减少 50%(P 均<0.001)。

评论:韩国每年大约 460 万患者接受 ICA 检查,CTA 指导 ICA 检查策略会大大减少相关费用。该研究的局限性是,仅纳入极低危患者,MACE 发生率很低。未来的研究方向应该进一步探索是否可以在所有患者中推行这一检查策略,并完善与其他非侵入性检查进行比较的相关内容。

(北京安贞医院急诊中心　高夏青　刘　飞　译　李艳芳审校)

(四)2016 ESC-EROSION 研究:斑块侵蚀引起的 ACS,无须支架置入,仅需双联抗血小板治疗是否足够

2016 年 ESC 发布了 EROSION 研究结果。这一小型、随访 1

个月的研究结果提示,因斑块侵蚀(非斑块破裂)引起 ACS 的患者,可能无须置入支架,双联抗血小板保守治疗就能使阻塞部位血流再通。1/4 的 ACS 患者由斑块侵蚀所致,这与病理学研究结果一致。本研究第一次表明,光学相干断层显像(OCT)检查能够区分斑块侵蚀病变和斑块破裂。

研究方法:为验证这一假设,研究者在中国哈尔滨开展了一项单中心、非对照、前瞻性的概念-验证试验,研究纳入 2014 年 8 月至 2016 年 4 月的 ACS(包括 STEMI)患者。在进行 OCT 检查的 405 名患者中,103(25.4%)名患者发现侵蚀斑块,60.7% 的患者发现破裂斑块,13.9% 患者两种斑块均未发现。所有患者在造影前接受阿司匹林(100mg)＋替格瑞洛(180mg)双重抗血小板及普通肝素(100 IU/kg)治疗。这些患者接受经股或桡动脉冠状动脉造影,由术者酌情选择是否置入支架,其中 63% 患者术中使用了 GP Ⅱb/Ⅲa 抑制剂,85% 患者行血栓抽吸治疗。60 名侵蚀斑块患者形成研究队列,造影结果提示,这些患者管腔狭窄<70%、TIMI 血流 3 级且稳定无症状。队列中的患者接受普通肝素或低分子肝素治疗 3d 后继续双抗(阿司匹林 100mg/d,替格瑞洛 90mg,每天 2 次)治疗。无再发缺血的患者 5d 后出院,1 个月后复查 OCT 和血管造影。

研究结果:患者平均年龄 53 岁,85% 为男性,70% 患者有吸烟史,31% 患者有高血压病史。60 名患者中有 55 名完成 1 个月随访。47 名患者(78%)1 个月后行 OCT 检查发现血栓缩小超过 50%(研究的主要终点),22 名患者(34%)未见血栓。

中位血栓面积从 3.7mm^3 减少到 0.2 mm^3($P<0.001$),中位最小血流面积从 1.7mm^2 增加至 2.1 mm^2($P=0.002$)。其中,1 例患者死于消化道出血,1 例患者需要再次行 PCI,其余的患者无症状。

结论:对侵蚀斑块 ACS 患者,无须置入支架,仅用阿司匹林联合替格瑞洛抗血小板治疗就能有效减小血栓体积,提高血流分级,随访 1 个月未见梗死相关病变再闭塞。

[北京安贞医院急诊中心　高夏青　宋俊迎(衡水市哈励逊国际和平医院)　译　李艳芳　审校]

(五)2016 ESC-NACIAM 研究:N-乙酰半胱氨酸减少心肌梗死面积

2016 ESC 大会发布了 NACIAM 试验,结果表明,静脉注射 N-乙酰半胱氨酸(NAC)在 STEMI 后 3 个月内持续减小心肌梗死面积。

NACIAM 是一个随机双盲、安慰剂对照研究,入选了来自澳大利亚三所医院的 112 例 STEMI 患者(平均年龄 64 岁)。所有患者在发病 12h 内静脉应用小剂量硝酸甘油(GTN),并随机应用高剂量(15g/24h)NAC 或安慰剂。在 1 周和 3 个月时间点进行心脏磁共振(CMR)成像,应用 NAC 的患者与安慰剂组患者相比,心肌梗死面积分别减小了 33% 和 50%($P=0.02$)。与肌酸激酶的减少趋势相似,但并不完全相同。此外,在改善心肌存活率上,一周时间点的检测数据显示,接受 NAC 患者约为安慰剂组患者的一倍(60% vs 27%,$P<0.001$),同时有证据表明 NAC 可促进组织再灌注和次氯酸的清除。经过 2 年的随访发现,NAC 治疗组中再住院和死亡的病例较为少见(3 例与 16 例,$P<0.01$)。安全性终点、包括低血压、出血和造影剂肾病的发生率两组均相似。

研究发布者 Pasupathy 总结,静脉注射 NAC 与快速改善胸痛频率、改善存活心肌等安全性有关,并且在 STEMI 后 3 个月内持续减小心肌梗死面积,2 年后的结果更为显著、令人鼓舞。

(北京安贞医院急诊中心　师树田　周　璨　译　李艳芳　审校)

(六)2016 ESC-DOCTORS 研究:OCT 指导的 PCI 优于传统血管造影指导的 PCI

2016 ESC 大会公布了 DOCTORS 研究结果,在非 ST 段抬高的 ACS,OCT(光学相干断层扫描技术)指导的 PCI 比传统血管造影指导的 PCI 有更好的临床结果。该研究同步发表在 *Circulation*。

研究背景:非随机的研究已经表明,OCT 可优化非 ST 段抬高 ACS 的 PCI 治疗。

研究方法:多中心随机入选 240 例非 ST 段抬高的 ACS 患者,比较 OCT 指导的 PCI 和造影指导的 PCI 临床结果。初级终点,PCI 后应用 FFR 评估的功能结果。次要终点,操作并发症和 4a 型心肌梗死。安全性终点以急性肾损伤表示。

结果:应用 OCT 指导改变了 50%患者的操作策略。初级终点 OCT 指导组明显优于造影指导组,FFR 值(0.94 ± 0.04 vs 0.92 ± 0.05,$P=0.005$)。4a 型心肌梗死在两组中没有明显区别。尽管 OCT 指导组操作时间更长、对比剂应用更多,但操作并发症和急性肾损伤两组间并没有明显差异。PCI 后 OCT 发现 42%患者支架膨胀不全、32%支架贴壁不良、20%病变覆盖不全及 37.5%支架边缘夹层。导致了在 OCT 指导组比造影指导组更多的应用了支架后扩张(43% vs12.5%,$P<0.0001$),但支架残余狭窄率更低($7.0\%\pm4.3\%$ vs $8.7\%\pm6.3\%$,$P=0.01$)。

结论:非 ST 段抬高的 ACS 应用 OCT 指导的 PCI 较造影指导的 PCI 治疗后 FFR 值更高。OCT 不增加操作并发症、不增加 4a 型心肌梗死和急性肾损伤的发生率。

这项研究为 OCT 引导的 PCI 潜在获益积累了更多证据,这项改良的先进技术可以转化为长期的临床获益。

[北京安贞医院急诊中心　师树田　胡亦新(解放军总医院南楼)　译　李艳芳　审校]

(七)2016 ESC-Culotte 支架术有利于冠状动脉分叉病变:BBK2 试验

2016 ESC 公布了 BBK2 临床试验结果,与 TAP 术式相比,经验熟练的术者处理侧支需要置入支架的冠状动脉分叉病变,更喜欢选择 colotte 术式。culotte 术式较 TAP 术式的再狭窄和靶病变血运重建率明显降低。

目前,尚无 TAP 支架术的随机试验,该术式的侧支 T 支架轻微突出进入主支,再用 culotte 支架术使侧支和主支远端的两个支架在主支的近端部分重叠,这两种技术由对吻球囊实现最后对接。虽然患者从 culotte 支架术得到更大的获益,但这种路径更具技术挑战,需要经过更多的训练。

会议联合主席、来自英国布里斯托尔大学的 Andreas Baumbach 博士指出,最后的对吻扩张在两组均为 100%,但尚不知道其他研究中的对吻扩张率是多少。如果你不能正确地做 culotte 支架术,最好还是去做 TAP 支架术,因为做出好的 TAP 支架术比做出坏的 culotte 支架术要好得多。

这项研究结果同步发表在《欧洲心脏病杂志》,当冠状动脉介入术需要植入两枚支架时,血管造影终点结果显示,culotte 术式优于 TAP 术式。

但该研究存在一些不足,包括患者样本量较小($n = 300$)和两组之间存在基线差异,包括 TAP 组比 culotte 组侧支病变的长度更长(15.5mm 与 13.8mm,$P = 0.03$),在 PCI 术前两组分叉部位的角度明显不同(52°和58°,$P = 0.03$),这会影响到最终结果。

Morice 博士观察到,两种技术的差异仅在于侧支,而在主支则操作相同。术后 9 个月的一级终点,侧支狭窄的最大直径百分比,culotte 组是 21%,TAP 组是 27%($P = 0.038$,调整后 $P = 0.017$)。支架内再狭窄>50%的发生率,在 culotte 支架术的侧支是 6.5%,在 TAP 组是 16.5%($P = 0.029$),但在主支两组相似(4.7% 与 8.7%,$P = 0.16$)。

术后一年的死亡率,靶血管心肌梗死,支架内血栓和靶病变手术失败在两组相似,但 BBK2 试验没有很好地观察临床预后,因此,今后应进行更大规模的临床试验,更好地观察临床终点。

（北京安贞医院急诊中心　李艳芳　魏路佳　译）

（八）2016 ESC-NORSTENT 研究:药物涂层支架与裸金属支架生存率相似

2016 ESC 大会上 Kaare Harald Bonaa 教授公布了 NOR-STENT 试验,研究结果表明,第二代药物涂层支架（DES）与当代金属裸支架（BMS）相比,在死亡及心肌梗死发生率方面的结果相似。

研究背景:当代 DES 与 BMS 在死亡、心肌梗死、再发心肌梗死、支架内血栓和患者生活质量等远期结果的资料很少。

研究方法:入选 9013 例稳定或不稳定冠状动脉疾病患者随机分为 DES 组或 BMS 组,其中 DES 组中有 96% 的患者接受依维莫司或佐他莫司洗脱支架置入。主要终点为随访中位数 5 年时的全因死亡和非致死性心肌梗死,次要终点为再次血运重建、支架血栓和生活质量。

研究结果:随访 6 年时,DES 组主要终点发生率为 16.6%,BMS 组为 17.1%（HR0.98;95% CI,0.88~1.09;$P=0.66$）,两组之间没有差别。DES 组 6 年再次血运重建率为 16.5%,BMS 组为 19.8%（HR 0.76;95% CI,0.69~0.85;$P<0.001$）,有显著性差异。明确的支架血栓发生率分别为 0.8% 和 1.2%（$P=0.0498$）。两组生活质量评估没有差异。

结论:在接受冠状动脉介入治疗的患者,应用新一代 DES 与 BMS 相比并没有降低全因死亡率和心肌梗死联合终点,但是能够降低再次血运重建治疗率。本研究结果平衡了 BMS 与 DES 的作用,平息了在 DES 时代的 BMS 无用论。

（北京安贞医院急诊中心　师树田　译　李艳芳　审校）

（九）2016 ESC-CHAMPION PHOENIX 研究：非工作时间
行 PCI 的 STEMI 患者术后结果并不劣于工作时间行 PCI 的患者

2016 ESC 大会公布了 CHAMPION PHOENIX 随机试验最新研究结果，在非工作时间（晚上和周末）行 PCI 的 STEMI 患者的术后结果并不劣于工作时间行 PCI。

研究背景：尽早的 PCI 治疗是 STEMI 治疗的基石，现有研究表明在非工作时间行 PCI 的患者较工作时间行 PCI 的患者预后差。

研究方法：1992 例 STEMI 患者入选 CHAMPION PHOENIX 研究，按照 PCI 时间进行分析。非工作时间 PCI 术被定义为在晚 7 时到早 7 时、周末及假期进行。

由于试验中 PCI 手术时间不是随机的，所以用多因素回归的倾向得分分析来以确定所有结果的风险。包括：年龄、随机部分、纳入范围（美国与非美国）、既往的心肌梗死、既往的 PCI、糖尿病史、氯吡格雷负荷剂量、抗凝药物的类型和支架类型。主要终点为：全因死亡、心肌梗死、支架内血栓形成以及 48h 内缺血性血运重建。主要安全性结果为出血的性质及严重程度。

研究结果：STEMI 行 PCI 的初级终点事件，在上班时间和非上班时间没有显著的不同。未经调整（RR 1.11，95% CI，0.68～1.83；$P=0.67$）；经多元倾向评分调整（RR 1.00，95% CI，0.57～1.74；$P=0.99$）。两组患者的主要安全结果和支架内血栓形成的发生率无统计学差异。

研究结论：在非工作时间行 PCI 的 STEMI 患者的术后结果并不比在工作时间行 PCI 的患者临床结局差。但这一结果并不一定适用于所有的 STEMI 诊疗计划。

（北京安贞医院急诊中心　师树田　译　李艳芳　审校）

(十)2016 ESC-BASKET-SAVAGE 试验——隐静脉置入药物洗脱支架与金属裸支架相比可长期减少临床事件

2016 ESC 公布的 BASKET-SAVAGE 试验结果表明,在隐静脉移植血运重建的患者,3 年后药物洗脱支架(DES)的获益明显优于金属裸支架(BMS)。

BASKET-SAVAGE 试验入选了 173 例患者,是最大的、长期的隐静脉移植(SVG)后 PCI 结局的临床试验,比较了两种类型支架的临床预后,阐明了关于 MACE 的相关问题。

然而,一个关键的限制是两种支架都没有既往用于前瞻性试验的结果。该试验确定了在 SVG 血管即使没有使用最好等级的 DES 或系统保护,DES 也是获益的。

因隐静脉病变纳入该试验的患者平均年龄 71 岁,其中 90% 是男性,随机进入紫杉醇药物洗脱支架组或金属裸支架组。该研究推荐在这些患者中使用血小板Ⅱb/Ⅲa 抑制剂(GPⅡb/Ⅲa)和远端保护装置。

因入选患者缓慢,该研究在入选了靶样本的 72%(240 例)后提前停止入选。试验的一级终点是 12 个月的主要不良心血管事件(MACE)发生率,DES 组为 2.3%,BMS 组为 17.9%(P<0.001),两组的靶血管血运重建有显著差异(0% 与 11.9%,P<0.001)。

总的 MACE 发生率,DES 组是 12.4%,BMS 组是 29.8%(P=0.001 2),DES 组的靶血管血运重建减少 4 倍(4.5% 与 19.1%,P<0.001),但心源性死亡(4.5% 与 3.6%,P=0.95)或非致死性心肌梗死(6.7% vs.15.5%;P=0.081)在两组之间没有统计学差异。

DES 联合远端保护装置和应用血小板糖蛋白Ⅱb/Ⅲa 抑制剂的总体结果显示,在隐静脉移植血管 DES 优于 BMS。

[北京安贞医院急诊中心　李艳芳　曾　源(解放军第 306 医院)　译]

三、抗凝与抗血小板治疗研究进展

(一)2016 ESC-ANNEXA-4 研究:Andexanet 能够快速有效的逆转 Xa 因子抑制剂引起的出血

2016ESC 发布了 ANNEXA-4 研究结果,由于研究还在进行中,Stuart J Connolly 及同事发布了已进行分析的 67 名患者的试验结果——Andexanet alfa,Xa 因子抑制剂的拮抗剂能够快速有效地逆转 Xa 因子抑制剂相关的、致命的出血。

研究背景:Xa 因子抑制剂是安全有效的抗凝剂,但偶尔会有患者出现严重出血。当出血发生时,由于缺乏拮抗 Xa 因子抑制剂的药物,严重的出血很难被控制。Andexanet alpha 作为 Xa 因子抑制剂的拮抗剂被特异性地开发,旨在帮助内科医师治疗 Xa 因子抑制剂引起的严重出血。Andexanetalpha 是经重组修饰的人类蛋白,可以描述成一种诱饵蛋白,它能够包绕 Xa 因子抑制剂分子,将它们从血液中移除,阻止其继续发挥抗凝作用。

研究方法:研究纳入心房颤动或深静脉血栓患者,接受直接 Xa 因子抑制剂阿哌沙班、利伐沙班、艾多沙班或间接 Xa 因子抑制剂依诺肝素治疗后,出现急性出血需要紧急治疗(49%消化道和 42%颅内)。纳入者属于老年人群,往往合并心肌梗死、卒中、深静脉血栓、肺动脉栓塞,或有心力衰竭病史。

根据发病前接受 Xa 因子抑制剂治疗的药物种类、剂量及用药时间,对出血患者立即给予负荷剂量的 andexanet alpha(15～30min 静脉推注完毕),后继续静脉滴注 2h。试验过程中分别检测患者给药前(基线)、负荷剂量后、静脉滴注完成时、静脉滴注完成后 4h、8h、12h、3d 及 30d Xa 因子活性。

研究结果:研究者发现利伐沙班组($n=26$)和阿哌沙班组(n

＝20）推注负荷剂量 andexanet alpha 后，抗 Xa 因子活性较基线水平分别下降 89％和 93％。

给药 12h 后评估临床止血功能，有 79％患者临床止血功能被判定为良好或极好。消化道出血患者 84％止血有效，颅内出血患者 80％止血有效。

Andexanetalpha 治疗患者 3d 和 30d 的血栓事件发生率分别为 6％和 18％。27％的患者 30d 内重新启动抗凝治疗。30d 内死亡率为 15％（$n=10$），其中 9％（$n=6$）的患者死于心血管事件。

评论：心脏病专家 Kurt Huber 博士认为，人人都希望能出现一种药物，逆转 Xa 因子抑制剂引起的严重出血。尽管在临床实践过程中，这种出血事件并不常见，但 andexanet alpha 的问世增加了用药的安全感。该研究还在早期阶段。若如前期研究结果所示，该药物能够在短时间内安全有效地降低 Xa 因子抑制剂的抗凝效果，那么它或许能够被用于终止早期出血并发症的发生。这对正在使用 Xa 因子抑制剂治疗、需要进行急诊手术的患者意义重大。除此之外，它还可以被应用到更广阔的领域。

［北京安贞医院急诊中心　高夏青　王　冠（北京中医药大学第二附属医院）　译　李艳芳　审校］

（二）2016 ESC-ANTARCTIC 试验：老年患者
监测血小板调整治疗没有获益

2016 ESC 公布了 ANTARCTIC 试验，结果显示，在置入冠状动脉支架的老年 ACS 患者监测血小板功能，并据此进行个体化抗血小板治疗没有改善临床预后。研究结果同步发表在《柳叶刀杂志》，这一结果挑战了当前推荐在高危患者检测血小板功能的国际指南。

研究背景：之前的 ARCTIC 试验，在择期支架术后稳定型冠心病患者（低危人群）中检测血小板功能并调整治疗方案没有获益。分析 ARCTIC 研究中没有显示出足够的事件发生率差异,可能与试验用药以氯吡格雷为主有关。据此认为,在血小板反应性高的高危患者使用普拉格雷(更为有效的抗血小板药物)可能会带来获益。

试验设计:ANTARCTIC 试验纳入 877 例 75 岁以上、因 ACS 置入冠状动脉支架的老年患者,所有患者起始的普拉格雷剂量是 5mg,其中 442 例没有调整治疗方案,435 例根据血小板检测结果调整治疗方案。血小板监测组每天服用 5mg 普拉格雷共 14d,使用 VerifyNow 测定法在第 14 天测试血小板功能,有高血小板反应性(>208 P2Y12 反应单位)或低血小板反应性(>85 P2Y12)的患者需进行治疗调整。血小板反应性在治疗靶点水平的患者继续服用 5mg 普拉格雷,高反应性的患者将普拉格雷增加至 10mg,低血小板反应性的患者换成 75mg 氯吡格雷。调整治疗方案后 28d 做第二次血小板功能检测,超出靶点数值的患者再次对治疗方案进行调整。

研究结果:第一次血小板功能检测后有 182 例(42%)患者的血小板抑制率在靶点范围;第二次检测,又有 105 例达到预定的靶点。两步治疗策略调整结束后,171 例患者(39%)因治疗中低的血小板反应性由普拉格雷换为氯吡格雷,或因血小板高反应性调整为普拉格雷 10mg(仅有 16 例,占 4%)。

一级终点:心血管死亡、心肌梗死、卒中、支架血栓、再次急诊血运重建,以及 1 年内的出血并发症。一级终点事件发生率在血小板检测治疗方案调整组是 27.6%。在常规治疗组是 27.8%(P=0.98),两组之间无统计学差异。

二级终点:心血管死亡,心肌梗死,支架内血栓,再次急诊血运重建,两组的事件发生率分别为 9.9% 和 9.3%,没有统计学差异。

评论:ANTARCTIC 试验既肯定了在不同人群使用不同药物的 ARCTIC 试验结果,也指出了 ARCTIC 研究的局限性,但最终得出了同样的结论,研究者希望根据这一研究结果对指南和实践做出调整。

ANTARCTIC 的作者在《柳叶刀杂志》中写道,欧洲和美国的指南不推荐支架术前和术后常规使用血小板功能检测,但对可能的高危情况做出血小板功能检测的推荐等级是Ⅱb,推荐水平是 C,本研究结果不支持目前国际指南的推荐。

ESC 主席 Stephan Giele 博士在媒体会上对 ANTARCTI 试验做出评论说,我很高兴看到这项介入试验的结果。研究肯定了普拉格雷 5mg 在老年患者的安全性,并表明即使高危人群也不必监测血小板功能。Montalescot 博士说,他对建立在血小板反应性基础上的个体化治疗未能改善预后感到失望。并提出,增加血小板反应性对不良预后是一个危险因素,但调整治疗却没有获益,回顾 HDL 也存在类似的问题,可能血小板反应性不是一个能够被改变的危险因素。

来自德国慕尼黑大学、《柳叶刀杂志》的共同副主编 Dirk Sibbing 博士说,他不认为这是血小板监测之路的终结,进一步的研究不要仅局限在老年人,需要在所有因 ACS 就诊的患者中进行,而且普拉格雷要以高剂量起始。

ANTARCTIC 试验的局限性是以 5mg 起始治疗,调整用药为抗血小板作用不太有力的氯吡格雷,但先前的试验并没有表现出两种不同治疗策略在临床预后的差异。在 TRITON-TIMI 试验中,对所有因 ACS 就诊者(如果不是老年人),推荐的普拉格雷剂量是 10mg。这一剂量对血栓风险显示出优势,但大大增加了出血风险,包括致命性出血。

强有力的抑制血小板在 ACS 急性期至关重要,但不需要在 ACS 患者支架术后以 10mg 剂量用药 12 个月,因此,下一步需要进行大规模临床研究明确药物使用剂量和用药时间的长短。目前,ACS 患者服用普拉格雷起始剂量为 10mg、或应用替格瑞洛的 TROPICAL-ACS 试验正在进行中,以探讨应用血小板功能检测来指导降阶梯治疗的策略。

[北京安贞医院急诊中心　李艳芳　曹芳芳（阜外医院）译]

（三）2016 ESC-PRAGUE-18 研究：普拉格雷和
替格瑞洛在 STEMI 结果相似，但问题依旧

2016 ESC 大会公布了首个抗血小板药普拉格雷和替格瑞洛头对头比较的随机对照试验（PRAGUE-18）。结果表明，对于急性心肌梗死和 ST 段抬高型心肌梗死（STEMI）患者，普拉格雷和替格瑞洛的有效性和安全性相当。该研究同步发表在《circulation 杂志》上。

研究背景：高效的 P2Y12 抑制剂问世以来，尚无头对头比较替格瑞洛和普拉格雷临床效果和安全性相关研究。

研究方法：该研究纳入 1230 例 STEMI 患者，随机在 PCI 术前给予替格瑞洛和普拉格雷。其中 4% 的患者合并心源性休克，5.2% 的患者采用了机械通气。主要研究终点是死亡、再梗死、紧急靶血管血运重建、卒中、严重出血或延长住院时间。随访将在 2017 年结束。

研究结果：因中期分析时两组在主要终点方面无显著差异（普拉格雷组 4.0%，替格瑞洛组 4.1%，$P=0.939$），研究提前终止。初级终点的任何组成部分均没有统计学差异。在主要次要终点（30d 的心血管死亡、非致死性心肌梗死或卒中组成的复合终点）方面，两组亦无显著差异（2.7% vs 2.5%，$P=0.864$）。

研究结论：对于急性心肌梗死和 ST 段抬高型心肌梗死（STEMI）患者，普拉格雷和替格瑞洛有效性和安全性相当，但尚需要大型试验进一步验证。

（北京安贞医院急诊中心　师树田　译　李艳芳　审校）

四、心力衰竭研究进展

(一)2016 ESC-DANISH 试验:对非缺血性心力衰竭的一级预防 ICDs 是否仍然有效

2016 ESC 大会公布了 DANISH 试验,研究结果表明,对于心力衰竭,不论是否有心脏再同步治疗(CRT),置入性心脏转复除颤器(ICD)作为一级预防都不能改善非缺血性心肌病患者的长期生存率。文章同步发表在《新英格兰杂志》。

DANISH 研究入选了有临床症状、无冠心病、经最佳药物治疗 LVEF 仍<35%的患者 1100 例,平均随访 67.6 个月,主要评估了 ICD 的有效性。与临床常规治疗组相比,全因死亡风险比是 0.85(95% CI 0.68~1.12)。

置入 ICD 组(556 例)与对照组(560 例)相比,主要终点:全因死亡率和猝死风险分别为 8.2%、4.3%。两组患者有 60%置入了 CRT,置入装置相关的感染在两组之间没有统计学差异,但 ICD 组有 6%的患者经历了不恰当的电击。

研究结果显示,ICD 组患者中年龄与死亡率之间有交互作用($P=0.009$)。59 岁以下年龄组置入 ICD 的存活率获益,亚组分析表明,全因死亡率减少 49%($P=0.02$)。DANISH 研究回答了在非缺血性心力衰竭用于一级预防置入 ICD 的一些遗留问题。

十几年前公布的 SCD-HeFT 是一个少见的 ICD 一级预防试验,入选了许多非缺血性心脏病的患者,结果显示减少了死亡率,但当时入选的患者无一例置入 CRT。在这之前,最小型的 DEFI-NITE 试验导致 ICDs 用于一级预防减少全因死亡率的讨论开始升温。DANISH 试验结果代表了 ICD 用于非缺血性心力衰竭接受证据为基础治疗获益最乐观的评估。

本试验入选患者猝死风险较低,因为与缺血性心力衰竭相比,非缺血性心肌病始终倾向于低的猝死和全因死亡风险。在过去 15 年的 ICD 一级预防试验中,本组患者最具有代表性。

另外,与先前的试验有所不同,本试验的背景治疗比较全面,应用 ACEI 或 ARBs、β 受体阻滞剂以及醛固酮受体阻滞剂的患者达 60%,而先前接受 CRT 治疗的患者是 58%。

(北京安贞医院急诊中心 李艳芳 孙晓冬 译)

(二)2016 ESC-EMPA-REG 研究:恩格列净的 CV 获益不受 HF 的影响

2016 ESC 公布了 EMPA-REG 研究结果,合并 2 型糖尿病的心血管疾病(CVD)患者无论是否有心力衰竭(HF)都能从恩格列净(钠-葡萄糖协同转运体 2,SGLT-2)治疗中获益。

David Fitchett 博士在 EMPA-REG 试验临床更新会议中说:"糖尿病 CVD 患者的预期寿命比无糖尿病、CVD 者短 12 年,启动恩格列净治疗短期就能获益,并持续整个试验过程。"本试验深入研究恩格列净和安慰剂对"心力衰竭负担"的影响。心力衰竭负担定义为患者入选时已经合并 HF,或试验过程中患者因 HF 住院治疗,或试验过程中研究者发现患者出现 HF。

研究方法:EMPA-REG 从 2013 年 4 月起,纳入 7020 位患者随机接受恩格列净(10mg/d 或 25mg/d)或安慰剂治疗。研究主要终点是包括了心血管死亡/非致命性 MI/非致命卒中的复合终点事件。通过分析 HF 患者亚组心血管死亡发生率,评估了恩格列净对心力衰竭负担及 HF 结局的影响。

研究结果:恩格列净组和安慰剂组主要终点事件发生率分别为 10.5% 和 12.1%(HR 0.86,非劣效性检验 $P < 0.001$,优效性检验 $P = 0.04$)。恩格列净组心血管死亡(HR 0.62,$P < 0.001$)、全因死亡(HR 0.68,$P < 0.001$)及心力衰竭住院(HR 0.65,$P <$

0.002)发生率较安慰剂组显著降低。HF 患者恩格列净组心血管死亡发生率较安慰剂组降低 33%(10.4% vs 15.3%,HR 0.67);无 HF 患者,恩格列净组心血管死亡发生率较安慰剂组降低 37%(2.7% vs 4.2%,HR 0.63)。恩格列净治疗组所有患者绝对死亡率降低 2.2%、心力衰竭患者亚组绝对死亡率降低 4.9%、无心力衰竭患者绝对死亡率降低 1.4%。

结论:恩格列净可使糖尿病伴随的各种类型心力衰竭患者获益。

(北京安贞医院急诊中心　高夏青　吴晓燕　译　李艳芳审校)

(三)2016 ESC-ARNI 可以作为心力衰竭的一线用药吗? 正、反两方的辩论

2016 ESC 开幕式当天,举办了有关 ARNI 是否可以作为心力衰竭一线用药的辩论会,参加辩论的正、反两方都想说服参会者同意自己的观点,血管紧张素受体-脑啡肽酶抑制剂(ARNI),先前称为 LCZ696,应该(辩论的正方)或不应该(辩论的反方)取代血管紧张素转换酶抑制剂、作为左心室射血分数减低的慢性心力衰竭(HFrEF)患者的一线治疗药物。

辩论会结束的时候,进行举手表决阐明听众的观点。有 1/4 的听众表态,已经将 ARNI 处方给他们的患者;有 1/3 的听众表示,如果这种治疗对患者有益,他们也会将处方给患者。

会议联合主席,美国西北大学的 Clyde Yancy 博士说,美国的药品管理委员会有人正考虑处方这一新药,并尝试复制这一结果高度可控、临床设计合理的 PARADIGM-HF 试验。

辩论的正方是苏格兰格拉斯哥大学的 John McMurray 教授,他是 PARADIGM-HF 试验的主要研究者。辩论中解释了为什么 PARADIGM-HF 试验毋庸置疑地表明 ARNI 治疗心力衰竭优于

ACEI 的依那普利,应该作为一线用药。

辩论的反方是伦敦圣乔治大学的 Giuseppe Rosano 博士,他是今年 ESC 会议日程委员会的联合主席。他虽然同意这一新药作为有症状的慢性心力衰竭 2～3 级心功能的治疗选择,但强调了暂时不能作为一线用药。

这次辩论的要点是:需要在正确的时间、对正确的患者、做正确的事情。对于血压良好,能够耐受合适剂量的 ACEI,近期有住院史,BNP 水平轻度升高的患者,可以服用新药 ARNI。

对于治疗左心室射血分数减低的心力衰竭,美国的指南特别推荐起始应用 ACEI,如果不能耐受,可处方 ARB 并加上以证据为基础的 β 受体阻滞剂。如果症状消失,无须进一步治疗;如果症状持续存在,则需加入盐皮质激素受体拮抗剂,也会考虑用 ARNI 替代 ACEI。已有文献提示,应考虑向射血分数减低的心力衰竭推荐 ARNI 治疗,这场辩论会有助于阐明使用 ACEI 还是使用 ARNI 治疗的正确规则。

McMurray 教授强调说,毫无疑问,ARNI 在减少心血管死亡、全因死亡、心力衰竭住院、全因住院,以及减轻左心室收缩功能不全患者与健康相关的生活质量恶化上明显优于依那普利。他问听众,难道你不需要你的患者、你的家庭或你自己得到最好的治疗吗? 如果需要,就应该使用 ARNI。

McMurray 教授随后阐述了不情愿为心力衰竭患者处方 ARNI 的常见原因。其一,这种脑啡肽酶抑制剂涉及清除脑中与阿尔茨海默病相关的淀粉样蛋白 beta 肽,但目前没有一致的试验证据表明脑啡肽酶与痴呆相关。其二,虽然 PARADIGM-HF 仅是一项试验,但主要终点的 P 值与其他几个相关试验中 $P < 0.05$ 的结果基本相当,心血管死亡率也与其他几个 $P < 0.05$ 的试验结果相似。其三,试验中有 1500 例患者因心力衰竭恶化而住院,药物治疗组可能因强化治疗需要再次住院。其四,美国 FDA 和欧洲药品评价局(EMA)已批准了一个宽泛的 ARNI 说明书,适应

证为有症状、射血分数减少的心力衰竭。对于应用 ARNI 的结论双方没有太多争论。会中，辩论者引入一个比喻，美国总统候选人希拉里克林顿和唐纳德特朗普会因 ARNI 的出现补充说，我让你猜猜，哪一种药是由脑啡肽酶抑制剂和缬沙坦组成的 ARNI？

Rosano 教授总结说，在已用 ACEI、β 阻滞剂和盐皮质激素受体拮抗剂治疗，BNP 水平升高、能够耐受 ARNI、没有血管神经性水肿、并能够行走的慢性心力衰竭患者，ARNI 比依那普利更有效地减少了心血管死亡、住院和全因死亡。

但起始用药需谨慎，应尝试与 PARADIGM-HF 试验中的患者一起坚持用药，以便积累证据，将该药扩展到其他人群应用。

PARADIGM-HF 试验曾仔细筛选了参试者，试验期间排除了血管性水肿和咳嗽的高危人群，以降低血管性水肿的发生率。ARNI 对认知的影响不是大问题，但低危患者用 ARNI 治疗 10～15 年后的确切效果如何，目前无从知晓，因此用药需谨慎。

在 PARADIGM-HF 试验中，仅有 0.7% 的患者 NYHA 分级是 4 级心功能，5.3% 是 1 级，其余是 2～3 级，LVEF 为 35%。对于先前因 LVEF 降低，BNP 升高而应用了 ACEI，并已确定有风险增加的患者，ARNI 获益显著。

Yancy 回应说，需要反复重申的重要说明是，对于一些药物，我们有非常重要的试验数据。如果血压在边界水平、如果患者不能满足在 PARADIGM-HF 试验中的全部条件，没有可能获益的确定性，那么，患者或许不愿配合做出治疗调整。医生不应该忽视 RAS 阻滞剂加证据为基础的 β 阻滞剂治疗的重要性。

Yancy 认为，人们总是说心力衰竭难以治疗，能做的事情只有 2～3 件，但这种观点已过时，现在有许多事情要做，但需要有明确的路径。

Rosano 在回答听众提问时说，作为心血管病专家，临床上所见的心力衰竭仅占 35%，其余的都在初级保健内科医师和老年病学专家那里就医，到我们这里看病的患者更可能是需要调整治疗。如果谈论总体心力衰竭患者的治疗,一线用药应该是 ACEI 和 β 阻滞剂。

Rosano 在辩论会上提出,邀请现场听众参加明年 4 月 29 日～5 月 2 日在巴黎举办的第四届急性心力衰竭世界大会,会上将有更多关于 ARNI 安全性有效性的亚组试验结果问世。

[北京安贞医院急诊中心　李艳芳　彭余波(航空总医院)译]

(四)2016 ESC:心力衰竭的干细胞
治疗未达预期,但仍存有希望

2016 ESC 大会公布了两项干细胞临床试验的结果。尽管两项试验的主要终点均显示阴性,且近 10 年来该领域的研究结果都令人失望,但可能获益的信号仍使心力衰竭患者对这一治疗措施心存希望。

CHART-1 研究是截至目前干细胞治疗充血性心力衰竭领域最大的一项研究,采用骨髓分离的间充质干细胞治疗心力衰竭患者。共纳入欧洲和以色列 39 个医院、进展期缺血性心力衰竭患者 271 例,随机接受安慰剂治疗($n=151$)和心肌再生治疗($n=120$)。结果表明,经过 39 周的治疗,两组间包括全因死亡、心力衰竭恶化事件、明尼苏达生活质量问卷评分、6min 步行距离、左心室收缩末期容积和射血分数在内的主要复合终点未达统计学意义($P=0.27$)。

但是,对研究结果的深入分析表明,左心室舒张末期容积 200～370ml 的患者通过干细胞修复治疗获益($P=0.015$),提示这一疗法可能对部分亚组人群有积极疗效。另外,治疗组与安慰剂组相比不良事件发生率无差异,提示心肌修复治疗总体而言是安全的。

另一项 2a 期的临床试验纳入 22 例左心室射血分数＜40％的

非缺血性心力衰竭患者，随机分为实验组（$n=10$）和安慰剂组（$n=12$）。采取静脉注射异体缺血耐受的间充质干细胞（allogeneic ischemia-tolerant mesenchymal stem cells，itMSC）进行治疗。90d 后两组主要终点（全因死亡率、全因住院、不良事件）无明显差异；心脏磁共振评估的心肌重构次要终点（左心室射血分数和心室容积）无差异。但与安慰剂组相比，itMSCs 治疗将患者的 6min 步行距离提高了 36m（$P=0.02$），堪萨斯心肌病问卷临床总分提高 5.22 分（$P=0.02$），功能状态评分提高 5.65 分（$P=0.06$）。

研究者 Butler 博士报告了干细胞治疗使自然杀伤细胞（natural killer cell，NK）明显减少，明显提高了左心室射血分数（$P=0.01$）。研究者在进一步思考是否通过多次注射 itMSCs 以提升疗效，改善左心室功能和预后。

（北京安贞医院急诊中心　曹晓菁　译　李艳芳　审校）

（五）2016 ESC-REM-HF：心力衰竭
患者远程监测：没有更多获益

2016 ESC 大会公布了 REM-HF（Remote Management of Heart Failure Using Implantable Devices，REM-HF）试验，研究结果表明，应用置入式心脏电子设备（cardiac implantable electronic devices，CIEDs）对心力衰竭患者进行远程监测与常规监护相比没有改善预后。

REM-HF 试验在 9 家英国医院中共纳入 1650 例置入以下三种设备之一的患者（平均年龄 70 岁）：心脏再同步化治疗（cardiac resynchronization therapy device，CRT）起搏器、心脏再同步化治疗置入式自动除颤器（CRT device with defibrillator，CRTD）或置入式心脏自动除颤器（implantable cardioverter-defibrillator，ICD）。患者随机进入远程监测组和常规监测组，远程监测组由研究人员对每周从电子设备上自动下载的数据进行分析后，指导患者的生活方式和治疗；常规监护的患者仅在常规护理基础上每 3～6 个月做一次远程监测。平均随访 2.8 年后，结果表明，远程监测与常规监测相比没有降低死亡率或心血管住院率（主要终点）。两组间在次级终点上也没有显著差异。

　　同一天发布的 MORE-CARE 研究纳入 917 名置入 CRTD 的心力衰竭患者，随机进入远程监测与诊室随访交替进行或是全程远程监测并定期诊室随访两组。进行中位随访时间 24 个月后，结果表明，与诊所随访相比，对置入 CRTD 的心力衰竭患者进行远程监测也没有更多获益，但是远程监测组在医疗资源利用和花费的二级终点上有显著改善。从公共卫生的角度来看，这是降低医疗系统花费和降低门诊就诊需求的重要途径。这一研究结果发表在《欧洲心力衰竭杂志》上。

　　早在 8 个月以前，一项杜克大学医学中心的研究就表明只有 37% 的携带 CIED 的患者由于进行远程监测而减少了住院治疗。

　　（北京安贞医院急诊中心　曹晓菁　译　李艳芳　审校）

五、调脂治疗研究进展

(一)2016 ESC-PCSK9 抑制剂可以减少家族性高胆固醇血症对血液净化疗法的依赖性

2016 ESC 公布了 PCSK9 抑制剂的一项研究成果,给家族性杂合子高胆固醇血症(HeFH)做血液净化疗法的患者处方 Alirocumab,有助于避免或减少对血液净化疗法的依赖。参加 PCSK9 试验的奥地利心血管专家和主要研究者 Heinz Drexel 博士在 ESC 作了大会发言。

Alirocumab 是前蛋白转化酶枯草溶菌素 9(PCSK9)抑制剂,可用于他汀治疗后 LDL-C 未达标的患者。这种药物用于高危人群的降脂治疗非常有效。

血液净化疗法每周 1 次或每两周 1 次,因机器和试剂盒是一次性的,年费用为 50 000~75 000 美元,费用昂贵,护理费时。在一些患者,PCSK9 抑制剂可使患者去除血液净化疗法,或减少每周 1 次到每两周 1 次的治疗次数,因而可以显著减少医疗费用并方便治疗。应用 PCSK9 抑制剂的年费用仅有 7000~10 000 美元。

ODYSSEY-ESCAPE 试验在美国和德国的 14 个医疗中心入选了 62 例做血液净化疗法(每周 1 次或每两周 1 次)的患者。研究结果同步出版在《欧洲心脏病学杂志》。

入选患者被随机分为 Alirocumab 和安慰剂治疗两组,均采用每两周一次皮下注射,Alirocumab 组 41 例(每次 150mg),安慰剂组 21 例,观察 18 周,参试期间可继续规律服用降脂药物。

应用血液净化疗法超过两个研究阶段后(原治疗计划是 6 周),根据个人需求调整到 7~18 周。治疗 6 周后评估与安慰剂组比较这一阶段治疗后哪位患者还需继续血液净化治疗。如果患者应用 Alirocumab 能够降低 LDL-C 至少 30%,可停止血液净化疗法,根据这一标准,63% 以上的患者不再需要做血液净化。用药 18 周后,90% 以上的患者对血液净化治疗的需求减少了50% 以上。Alirocumab 组有 92.7% 的患者避免了至少一半的血液净化疗法,安慰剂组是 14.3%。药物总体上是安全有效的。

他汀问世 25 年,已带来 LDL-C 的显著降低,但仍存留一些治疗空隙,PCSK9 抑制剂是一种强大的降脂药物,会带来 LDL-C 水平的进一步降低。在奥地利,应用 Alirocumab 的年费用是5000 欧元。

本月初,研究者宣布,包括 evolocumab 在内的 PCSK9 抑制剂治疗 HeFH 和动脉硬化性疾病的费用将会降低 2/3。在美国,应用 PCSK9 抑制剂的年治疗费用是 14 350 美元,在欧洲会低一些。

在同一会场的另一项报告中,研究者指出,对血液净化疗法有更多的需求,而不是需求减少。来自英国伦敦的 Tina Khan 博士指导了一项血液净化研究,纳入了 20 例药物和血运重建难以治疗的顽固性心绞痛患者。将患者随机分到接受脂蛋白血液净化疗法组和假血液净化疗法组治疗 3 个月,在 1 个月的洗脱期后,组间再交叉治疗 3 个月,与对照组相比,心脏磁共振影像学观察到血液净化治疗组有显著的心肌灌注储备增加($P < 0.001$)。与假净化对照组相比,治疗组的症状改善。

升高的脂蛋白是一个独立的心血管疾病危险因素的结论是建立在多个流行病学证据的基础上,通过脂蛋白血液净化疗法能够获得有效的降低。在顽固型心绞痛,升高的脂蛋白是强有力的危险因素。

虽然有许多证据认为脂蛋白血液净化疗法在家族性高胆固醇血症是有效的,但很少有随机对照试验去观察这种疗法是否应该常规用于脂蛋白升高的患者,也没有随机对照数据评估血液净化疗法在临床的获益。

研究结果提示,顽固性心绞痛伴随脂蛋白（a）升高、但在没有 LDL-C升高的患者,血液净化疗法也显著改善了心肌灌注、颈动脉斑块、运动耐力、心绞痛症状和生活质量。

（北京安贞医院急诊中心　李艳芳　译）

（二）2016 ESC-在高风险患者常见他汀剂量过低:PALM 注册分析

2013 年美国的血脂治疗指南,尽管从脂质目标到他汀强度的焦点有显著的变化,但根据患者和医生血脂管理评估（PALM）注册表分析,他汀类药物剂量不足继续存在于高风险患者。在检查了 5906 例符合他汀治疗适应证并进行常规治疗的成年人数据后,研究者发现,服用他汀的患者达 74%,但仅有 45% 服用了适当强度的他汀。

被推荐使用高强度他汀患者的最大缺陷是他汀应用不足,虽然这组人群有 80% 在服用他汀,但只有 29% 服用了恰当的高强度他汀。对比之下,被推荐应用中等强度他汀的患者仅有 67% 在服用他汀,其中 60% 服用了恰当的剂量。

PALM 注册研究包括 2532 例服用中等强度他汀和 3374 例服用高强度他汀、在 140 个心脏初级保健中心和内分泌科门诊就医的患者。他汀的强度建立在 2013ACC/AHA 指南的基础上。这部指南推荐在年龄＜75 岁、有动脉硬化性心血管疾病（AS-CVD）,LDL-C 水平＞190 mg/dl 的任何成人,10 年 ASCVD 风险＞7.5% 的 40～75 岁成人服用高强度他汀。对于符合一级预防适应证和 ASCVD 风险＞7.5%,年龄＞75 岁的老年 ASCVD,以及 ASCVD 风险＜7.5% 的低危糖尿病推荐中等强度他汀。

当研究者分析一级和二级适应证时,不论推荐等级如何,一级预防中的他汀治疗不足较二级更为常见。推荐服用中等强度他汀的患者中,符合一级预防的人群中有 42%,二级预防有 19%没有服用任何他汀。推荐服用高强度他汀的人群中,符合二级预防适应证者仅有 36%服用了高强度他汀,但与一级预防适应证仅有 16%服用了高强度他汀相比已是高比例。

推荐使用高强度他汀的人群治疗不足更可能出现在女性(应服药者 42.2%,实际服药者 29.6%)、美籍非洲裔(15.4% 与 11.0%)或糖尿病患者(60.9% 与 53.7%),但心血管专家可能看不到这些现象。

LDL-C 水平检测提示,他汀治疗不足的解释不是患者已有足够低的 LDL-C,不需要强化他汀治疗。事实上,推荐高强度他汀治疗的每两名患者中就有一名的 LDL-C 是在>100 mg/dl 以上,适度治疗者只有 22%。

不是所有患者都需要服用高强度他汀,但符合指南推荐的高危人群应该和医生讨论用药的获益与风险比,以便知晓积极降低 LDL 带来心血管事件风险降低的好处。PALM 研究结果将使需高强度他汀治疗的患者看到他汀治疗带来的希望和获益,提高他汀适度治疗的比例。

(北京安贞医院急诊中心　李艳芳　译)

(三)2016 ESC-HIJ-PROPER 研究:ACS 患者强化降脂策略未能显著获益

2016 ESC 公布了备受瞩目的 HIJ-PROPER 研究结果,对于伴血脂异常的急性冠状动脉综合征(ACS)患者,与他汀单药治疗相比,他汀联合二线降胆固醇药物进行强化降脂治疗,未能提高生存率和在其他心血管结局上的获益,但在胆固醇吸收标志物谷甾醇水平较高的亚组患者中可减少心血管事件发生。

该研究纳入日本 19 家医院的 1734 例 ACS 患者,所有患者接受冠状动脉造影且合并血脂异常(LDL-C≥2.6mmol/L)的,随机分为治疗组和对照组,治疗组接受匹伐他汀和依折麦布治疗(869例,基线 LDL-C 为 3.49mmol/L)以达到 LDL-C≤70mg/dl,对照组(865 例,基线 LDL-C 为 3.51 mmol/L)仅接受匹伐他汀治疗以达到 LDL-C 90～100 mg/dl。主要复合终点评价指标包括全因死亡率、非致死性心肌梗死、非致死性卒中、不稳定型心绞痛、PCI 或 CABG 等。

在至少 3 年随访观察以后,结果显示,经治疗后强化降胆固醇组与标准降胆固醇组患者 LDL-C 分别降低至 1.75mmol/L 与 2.26mmol/L(两组间差值 0.51mmol/L),两组患者主要复合终点事件发生率分别为 32.8％与 36.9％($P=0.152$)。

但是,在胆固醇吸收标志物谷甾醇基线水平较高的患者亚组(平均水平＞2.2μg/ml),强化降胆固醇治疗确实明显获益。在这个亚组中,强化组主要终点事件发生较单药组明显减少(HR＝0.71,$P=0.01$)。但在谷甾醇基线水平低的患者亚组中没有观察到获益。说明在胆固醇吸收率较高的患者,抑制胆固醇吸收可以降低 ACS 患者的事件发生率。在这一类患者联合应用抑制胆固醇合成和抑制胆固醇吸收的药物可以降低心血管事件发生。

（北京安贞医院急诊中心　师树田　公　威　译　李艳芳审校）

六、心房颤动及瓣膜病相关研究进展

(一)2016 ESC-ENSURE-AF 研究:艾多沙班或
成为复律心房颤动患者的新选择

2016 年 ESC 公布了 ENSURE-AF 研究结果,使用 Xa 因子抑制剂艾多沙班对电复律心房颤动(AF)患者进行抗凝治疗,其安全性和有效性并不劣于传统的肝素-华法林桥接治疗。

研究方法:ENSURE-AF 研究纳入 19 个国家共 2199 名计划进行复律的 AF 患者,随机接受艾多沙班 60mg/d(或 30mg/d),或依诺肝素-华法林桥接抗凝治疗。27%的患者在入组前的 1 个月内没有口服抗凝药物。艾多沙班组有 47%是从口服维生素 K 拮抗剂过渡到艾多沙班治疗。华法林组 INR>2.0 的患者未进行依诺肝素诱导治疗。对于接受经食管超声(TEE)检查的患者,检查和复律必须在随机分组后 3d 内完成。

研究结果:1095 名患者接受艾多沙班治疗,1104 名患者接受依诺肝素-华法林桥接治疗,两组患者平均年龄 64 岁,平均 CHA2DS2-VASc 评分 2.6 分。华法林组严密检测 INR 比值,治疗 INR 比值在 2～3 的平均时间为 70.8%。艾多沙班组约 78%、华法林组约 80%患者成功复律。两组主要终点事件(卒中/体循环栓塞/心肌梗死/心血管死亡)发生率分别为 1%和<1%(OR 0.46,95% CI 0.12～1.43)。两组主要安全性终点事件(大出血或临床相关的非大出血)发生率均为 1%(OR 1.48,95% CI 0.64～3.55),两组均未出现颅内出血事件。两组各有约 50%患者进行了 TEE 检查,是否进行 TEE 检查对终点事件的发生无影响。对于临床净获益相关终点事件,包括卒中、体循环栓塞、TIA、MI、心血管死亡及主要出血事件,艾多沙班组 vs 华法林组发生率

均为 1%(OR 0.50,95% CI 0.19～1.25)。

结论:使用 Xa 因子抑制剂艾多沙班对电复律 AF 患者进行抗凝治疗,其安全性和有效性并不劣于传统的肝素-华法林桥接治疗。

评论:AF 复律抗凝治疗一直是具有挑战性的临床问题,大家希望出现一些新的药物来取代华法林。ENSURE-AF 试验提供了令人信服的临床证据,艾多沙班或许能够逐步取代华法林。

但 ENSURE-AF 试验存在巨大缺陷。正常情况下,一项非劣效性试验应当纳入＞10 000 名患者。由于统计学力度不够,该试验的研究结果应该被谨慎解读。

(北京安贞医院急诊中心　高夏青　吴　溪　译　李艳芳审校)

(二)2016 ESC-过度饮酒住院与低危心房颤动患者卒中风险增加相关

2016 ESC 公布的一项研究结果表明,酒精相关疾病住院与低危非瓣膜性心房颤动患者卒中风险增加显著相关。

研究背景:是否推荐口服抗凝药治疗以降低卒中风险,取决于卒中危险因素的评估分值。目前采用 CHA_2DS_2-VASc 评分系统。非瓣膜性心房颤动年龄＜65 岁男性 0 分,女性 1 分,属于缺血性卒中低危人群,根据指南不推荐口服抗凝治疗。尽管属于低危人群,这些患者仍然会发生缺血性卒中,饮酒可能是罪魁祸首。

研究内容:本研究旨在评估低危非瓣膜性心房颤动患者缺血性卒中发生率及预测因素。研究对象来自瑞典国家注册中心 2006 年 1 月 1 日至 2012 年 12 月 31 日登记注册的 345 123 例心房颤动患者,经过筛选最终纳入 25 252 名低危非瓣膜性心房颤动患者,年龄在 18～64 岁,中位年龄为 55 岁,72% 为男性。

瑞典国家注册中心的注册信息包括患者住院以及到医院附

属诊所就诊的全部数据。本研究使用的 16 个酒精相关疾病诊断与瑞典当局在进行饮酒相关死亡研究时使用的诊断一致。一些诊断与短期即兴饮酒相关,这样的患者不一定属于慢性酗酒的范畴。社会经济学变量数据来自医疗保险和劳动力市场相关研究数据库,目前接受药物治疗的数据来自瑞典国家药品注册中心。

　　研究中位随访时间为 5 年,这期间缺血性卒中的发生率为每年 3.4/1000。无缺血性卒中患者的整体死亡率为每年 7.5/1000,缺血性卒中患者为每年 29.6/1000。多变量分析发现年龄增长和饮酒相关住院是卒中的两个主要预测因素(表 5)。口服抗凝药与卒中风险降低相关(HR 0.78,95% CI 0.63~0.97;$P=$0.027)。

表 5　低危心房颤动患者卒中风险(多变量分析)

因素	HR	95% CI	P
年龄增长 1 岁	1.06	1.05~1.08	<0.001
饮酒相关住院	2.01	1.45~2.79	<0.001

　　评论:该试验结果的发布者 Faris Al-Khalili 博士认为即使是低危的心房颤动患者,临床医师也应该询问其饮酒史,由于这类患者存在缺血性卒中风险,因严重酗酒而住院可能只是冰山一角。既往已有一些研究发现饮酒与死亡、血栓栓塞风险增加显著相关,饮酒与心房颤动发生也存在某种联系。但该研究首次发现过度饮酒是心房颤动患者发生卒中的危险因素。然而,用饮酒相关住院代替酒精滥用可能会低估饮酒对卒中的影响。虽然无法得知患者摄入酒精的具体数量,但肯定是因饮酒过量导致患者到医院就诊。目前指南不推荐对低危心房颤动患者进行抗凝治疗,未来的研究应该探索对饮酒的低危心房颤动患者进行抗凝治疗是否有潜在获益。

　　Kindricks 博士认为该试验结果可能受到以下几种因素的影

响，"其一，可能有些患者没有被正确分类，某些疾病状态被忽视而没有得到充分的治疗；其二，酒精摄入、酗酒与短暂左心功能损伤相关，这会改变卒中风险；其三，酒精摄入引起代谢性或结构性的改变增加了卒中风险，CHA2DS2-VASc 无法检测到。"

（北京安贞医院急诊中心 高夏青 张 锋 译 李艳芳审校）

（三）2016 ESC：心房颤动患者颅内出血后重启口服抗凝治疗安全并有效

2016 ESC 公布了一项来自丹麦的注册研究，结果显示，心房颤动患者口服抗凝药并发颅内出血后重启口服抗凝治疗将明显降低死亡率，缺血性卒中的发生率也有下降趋势。

该项研究对因心房颤动口服抗凝药并发出血性卒中或创伤致颅内出血（intracranial hemorrhage，ICH）的患者出院后 14d 内进行随访，观察重启口服抗凝治疗对预后的影响。研究共纳入患者 2664 名，其中 1458 名为出血性卒中，1206 名是由外伤导致的颅内出血。主要研究终点为缺血性卒中，血栓栓塞性疾病，再发颅内出血和全因死亡。依其颅内出血前口服抗凝药的不同，91% 的患者口服华法林或其他维生素 K 拮抗剂，4% 口服达比加群，3% 口服利伐沙班，2% 口服阿哌沙班。接近 1/3 的患者在出院后 1 年重新开始口服抗凝药。平均随访 2.1 年，采用 Cox 回归模型和倾向性匹配法对重启口服抗凝治疗的预后影响因素进行分析。

结果表明，重启口服抗凝治疗组全因死亡率显著降低，缺血性事件有下降趋势，而再发颅内出血的概率无明显升高。曾患出血性卒中的患者重新口服抗凝药有增加颅内出血再发的风险，而曾因外伤导致颅内出血的患者则显著降低再次出血的风险（表 6，表 7）。

表 6　出血性卒中患者重启口服抗凝治疗的 1 年内事件发生率

结局	无治疗（%）	口服抗凝剂治疗（%）
缺血性卒中/系统性栓塞	8.1	4.0
复发性 ICH	5.1	6.9
全因死亡	34.0	21.0

表 7　外伤致颅内出血患者重启口服抗凝治疗的 1 年内事件发生率

结局	无治疗（%）	口服抗凝剂治疗（%）
缺血性卒中/系统性栓塞	3.6	1.9
复发性 ICH	16.4	7.2
全因死亡	34.8	13.7

　　一项倾向得分匹配灵敏度分析纳入 599 例出血性卒中患者和 530 例创伤性 ICH 患者,也显示相似的结果。因此,心房颤动患者在发生创伤性 ICH 后重启抗凝治疗是安全有效的。

　　（北京安贞医院急诊中心　曹晓菁　译　李艳芳　审校）

七、其他研究进展

(一)2016 ESC-OPTICARE 研究:强化心脏康复＋ 个体化咨询或许使患者获益

2016 年 ESC 发布了最佳心脏康复(OPTICARE)研究结果,这项单中心随机研究纳入约 1000 名 ACS 事件发生后进行康复治疗的患者。与 3 个月的标准心脏康复治疗相比,为期 1 年的强化心脏康复治疗并未降低第 18 个月的心血管危险评分。

研究目的:OPTICARE 试验旨在比较强化心脏康复计划和标准心脏康复计划,对心脏健康生活方式持久性的影响有何差别。

研究方法:从 2011 年至 2014 年,共纳入 914 名曾有急性冠状动脉综合征(ACS)发作、进行心脏康复治疗的患者。排除标准:心力衰竭、LVEF＜40％、慢性阻塞性肺疾病、肾衰竭及合并心理或认知障碍。患者 ACS 事件后 6 周开始心脏康复治疗。随机接受为期 3 个月的标准心脏康复(每周 2 次时长 90min 的生活方式辅导课程),或 3 个月的标准心脏康复＋随后 9 个月内三次"面对面"健身和生活方式辅导课程(强化心脏康复治疗),或 3 个月的标准心脏康复＋随后 9 个月内通过电话进行 5～6 次生活方式辅导课程(强化心脏康复治疗)。

研究结果:三组均有 83％的患者完成了为期 3 个月的标准心脏康复计划,但仅有 61％患者完成了为期 9 个月的"面对面"咨询计划,有 57％患者完成了电话随访计划。在发生心脏事件前,50％患者吸烟;6 周后进行心脏康复时,仅剩 10％患者吸烟;第 18 个月,强化康复治疗组有 10％患者吸烟,标准康复治疗组有 20％患者吸烟。研究第 18 个月末,在完成康复计划患者(积极主动患者)中,强化康复组总胆固醇水平较标准康复组显著降低。三组患者收缩压水平均<140mmHg。在积极主动患者中,与标准康复组相比,电话-咨询强化康复组吸烟率更低、胆固醇水平更低,生活质量改善更多;"面对面"咨询强化康复组除了上述获益外,体力活动(步/d)改善更多,焦虑发生率减少。患者开始康复每天大约行走 6000 步,18 个月时,完成 3 个月康复计划患者平均每天行走 6679 步,完成"面对面"强化康复计划的患者平均每天行走 7282 步,但仍然低于推荐的 10 000 步/d。

(北京安贞医院急诊中心　高夏青　贺晓楠　译　李艳芳审校)

(二)2016 ESC-对公众进行基础生命支持教育提高心脏骤停存活率

2016 年 ESC 发布了来自法国的一项研究结果,在降低院外心脏骤停死亡率方面,基础生命支持教育或许比自动体外除颤器(AEDs)的数量更为重要。

发布者 Nicole Karam 博士说,"教育是提高公众 AEDs 使用率的基石。政策制定者只是增加 AEDs 数量而未对公众进行基础生命支持教育并不能改善心脏骤停存活率。如果想要提高存活率,应当同时开展基础生命支持教育。"

自 1990 年以来,临床医师开始推荐这一教育计划——使用除颤仪、进行基础生命支持教育,以提高院外心脏骤停的存活率。为了研究该项目对法国不同地区的影响,研究者在 5 年内检查了法国 51 个地区的 AEDs 数量,接受基础生命支持教育的人数,运动相关的院外心脏骤停数量。但这些数据在不同地区存在巨大差异。

接受基础生命支持教育的人数差异从 6955/100 000 到 36 636/100 000常住居民,1000km^2 内 AEDs 数目差异从 5/100

000 到 3399/100 000 常住居民。仅有 37％的地区制定了实质性的公众教育(除颤器使用)方案。定义基础生命支持教育人数(＞13 866 人/100 000 人)和公众可用 AEDs 数目(＞22 AEDs/100 000 人/1000km² 内)的平均水平。

不同地区心脏骤停存活率差异从 0 到 43.8％;用最简便方案来提高公众对除颤器使用率的地区存活率最高。基础生命支持教育或可用 AED 数目高于或低于平均水平的地区存活率更低。另外,若某地区基础生命支持教育处于低水平,当 AED 密度较低时,该地区心脏骤停存活率仅为 4.7％,当 AED 密度较高时,该地区心脏骤停存活率为 5.9％。

若某地区基础生命支持教育处于高水平,当 AED 密度较低时,该地区心脏骤停存活率为 16.8％,当 AED 密度较高时,该地区心脏骤停存活率为 22.5％。

在校正多重变量(患者年龄、目击者数量、CPR 由旁观者实施、反应时间、初始电击节律)后,基础生命支持教育(不是 AED 密度)与心脏骤停存活显著相关(OR 1.64;95％ CI 1.17～2.31,$P=0.004$)。

目前 CPR 培训主要在工作场所和高校,还应该注重对儿童青少年(13 岁)和退休老年人进行培训。

(北京安贞医院急诊中心　高夏青　贾立昕　译　李艳芳审校)

(三)2016 ESC-SAVE 研究:持续气道正压通气(CPAP)不减少 CV 事件的发生

2016 年 ESC 大会公布了 SAVE 研究结果,即持续气道正压通气(CPAP)并未显著降低合并中至重度睡眠呼吸暂停综合征(OSAHS)的心血管疾病患者心血管事件发生率。

研究背景:既往研究表明 OSAHS 与心血管事件,尤其是卒中的发生相关。随机对照试验结果提示 CPAP 治疗能够降低收缩压、改善内皮细胞功能和胰岛素敏感性；一些观察性研究认为 CPAP 降低心血管并发症和心血管死亡的发生率。然而，目前随机对照研究关注临床硬终点，缺乏治疗 OSAHS 对心血管疾病预防获益的相关研究。

研究方法：SAVE 研究是一项多中心、随机、平行、开放标签、盲终点评估试验(表 8)。试验设置了为期 1 周的导入期，即对患者进行模拟 CPAP 干预，明确其是否能够坚持每晚至少 3h 的治疗，2717 例符合要求、合并中重度 OSAHS 的冠状动脉或脑血管疾病患者随机接受 CPAP＋标准治疗或仅接受标准治疗。

排除标准：患者有严重的白天嗜睡症状（Epworth 嗜睡量表评分＞15）；入睡使该患者发生事件的风险增加；合并严重低氧血症；ApneaLink 鼻腔压力记录表现为陈-施呼吸。

研究结果：治疗组患者坚持 CPAP 治疗的平均持续时间为每晚 3.3h。在随访期间，平均睡眠呼吸低通气指数由基线时的 29.0 次/h 降至 3.7 次/h。平均随访 3.7 年之后，CPAP 治疗组主要复合终点事件发生率与对照组无显著性差异。

表 8　SAVE：主要终点事件

终点事件	CPAP＋常规治疗(n)	常规治疗(n)	HR (95％ CI)	P
心血管死亡、MI、卒中、因不稳定型心绞痛住院、HF 或 TIA	229 (17.0％)	207 (15.4％)	1.10 (0.91～1.32)	0.34

1:1 倾向性评分匹配了 CPAP＋常规治疗和常规治疗组各 561 名患者，所选取的 CPAP 治疗组患者均对 CPAP 有更好的依从性，结果表明两组事件发生率无显著性差异，治疗组(15.3％)

vs 对照组(17.5%)(HR 0.80,95% CI 0.60~1.07,$P=0.13$)。

对整体和亚组分析发现两组任何特定的或复合次要终点发生率无显著性差异,但 CPAP 组因 TIA 总体住院率高于对照组(RR 2.29,95% CI 1.05~4.99,$P=0.05$)。

倾向性评分匹配分析结果表明,对 CPAP 依从性较好的患者卒中的发生率降低(HR 0.56;$P=0.05$),"非预先设定"的脑血管事件复合终点发生率较低,但该结果未经多重检验校正。

与对照组相比,CPAP 治疗组睡眠呼吸暂停相关症状如嗜睡等较治疗前改善更为显著,治疗后两组 Epworth 嗜睡量表评分较基线水平改变的平均值相差 2.5 分($P<0.001$)。

与对照组相比,CPAP 治疗组医院焦虑和抑郁量表所测得的焦虑和抑郁评分较基线水平降低更显著。

结论:该研究结果表明两组主要复合终点[心血管死亡、MI、卒中、因不稳定型心绞痛住院、心力衰竭及短暂性脑缺血发作(TIA)]发生率无显著性差异。但 CPAP 可以改善患者打鼾和白天嗜睡情况,提高患者生活质量并改善患者情绪。

评论:基于该研究结果,不推荐使用 CPAP 预防心血管疾病,尤其是对无睡眠呼吸暂停症状的患者,但对有睡眠呼吸暂停症状的患者,强烈建议心脏科和心血管内科医生有意识地去识别这一类患者,并对睡眠呼吸暂停给予充分治疗。

[北京安贞医院急诊中心　高夏青　高玉龙(安贞医院心内15 病房)　译　李艳芳　审校]

(四)2016 ESC-65 岁及以上年龄中等
程度活动减少 CVD 风险

2016 ESC 报道了来自芬兰的一项研究,结果表明,65 岁及以上年龄保持中等程度体力活动有助于减少心血管死亡和心脏病发作风险,心脏病事件减少 31%,心血管死亡减少 50% 以上。

跨越不同地域的人群都会通过运动得到心血管获益。今年年初,由印第安纳大学 Andrea K Chomistek 博士领导的研究团队发表了一篇研究报告,在 20~44 岁的女性,中等程度体力活动会降低冠心病事件风险。与不步行者相比,每周步行 2.5h 或以上者会减少冠心病风险 35%。

来自芬兰的国家级 FINRISE 研究从 1997 年持续至 2007年,共入选了 2456 例 65~74 岁的老年人,通过健康行为问卷调查,临床测定血压、体重、身高及包括胆固醇在内的实验室检测指标,评估了业余体育活动和心血管疾病之间的关系。

统计数据显示,为期 10 年的研究中,197 例参试者死于心血管疾病,416 例出现过第一次心血管疾病,平均随访时间 11.8 年。

研究设计者将阅读、看电视或做家务定为低强度体育活动,将散步、骑自行车或轻度锻炼定位为中等强度体育活动,而将娱乐性运动或强化训练等定为高强度体育活动。研究认为,保持中等强度体育活动能够减少急性心血管事件 30% 以上,减少心血管死亡 50% 以上,保持高强度体育活动将会减少更多的心血管事件及心血管原因的死亡(未见具体数字)。

[北京安贞医院急诊中心　李艳芳　郭彦青(山西省心血管病医院)　译]

(五)2016 ESC-注册研究:肥厚性心肌病的猝死通常不是体力活动所致

2016 ESC 发布了一项病例注册研究结果,肥厚性心肌病(HCM)患者中大多数心源性猝死发生在休息或睡眠中,而不是运动过程中。而猝死于运动场(主要是足球场或篮球场)的人群则大多数是青年男性。

184 例猝死病例中的 78% 发生在休息过程中,仅有 19% 发生在运动中。休息中死亡的病例有 12% 死于睡眠中。此外,每 5 例已知 HCM 的猝死病例中仅有 1 例（低危病例）接受过抢救，有些猝死病例仅有 0～1 个危险因素，这一状况显现出目前失败的危险分层。因此，需要进行更多的随机试验，以便更好地鉴别 HCM、做好危险分层，要让 HCM 患者知道什么形式的运动对他们是安全的。

美国和欧洲的指南认为，运动是 HCM 致死性心律失常的激发器，推荐劝告已知 HCM 的患者避免竞技性体育运动。2015 年的 AHA/ACC 曾发表声明指出，具有可能或明确左心室肥厚及临床表现的运动员，不应参加大多数竞技性体育运动项目，低强度运动除外（class IA），由 ESC 曾发布的风险统计表确定了心肌病猝死的危险因素，包括年龄，左心室壁厚度和左心房大小。然而，运动和锻炼在 HCM 患者产生致命性心律失常和运动诱发猝死的作用仍然不具有特征性。人口变量和周围环境在 HCM 队列研究的结果表明，运动诱发性猝死是以危险因素为特征。

1994－2014 年，伦敦病理中心对 3684 例猝死病例进行了研究，其中 184 例是 HCM。所有病例都经过详细的尸检评估，包括病理分析和心血管病理专家对 HCM 的确定诊断。猝死病例的年龄分布较为宽泛，从 10 岁以下到 60 岁以上，平均年龄 39 岁，79% 是男性。但其中只有 37 例（占 20%）患者在猝死前被诊断为 HCM，40 例（22%）患者出现过心脏的症状，包括心悸（16 例），呼吸困难（11 例），晕厥（7 例），胸痛（6 例）。20 例患者（11%）是娱乐或竞技项目的运动员，每周运动时间在 3h 以上。

多变量分析表明，HCM 队列中的老年患者在运动时有低危猝死风险（HR 0.94，95% CI 0.92～0.97；$P<0.001$），其中男性的运动猝死风险较女性升高 3.5 倍（HR 3.47，95% CI 1.04～10.19；$P=0.03$）。

研究人员在尸体解剖中对脾脏进行了分子学生物学研究，将会对 HCM 这一遗传学疾病发现更多的亮点。

（北京安贞医院急诊中心　李艳芳　郑　文　译）

(六)2016 ESC-为了更好地预防和治疗感染, 尽早取出 ICD 电极线

2016 ESC 的一项研究表明,如果先前弃除的电极线仍然在位,已感染的置入性心脏设备将面临更加复杂的取出程序和不良的临床预后,以及更高的并发症发生率。

Mohamed Bassiouny 博士(美国俄亥俄州,克利夫兰诊所)在 2016 ESC 的一项研究报告中提出了一个问题,是否应该在患者感染之前尽早取出 ICD 的电极线。

该研究在克利夫兰诊所连续入选了 1386 例因 ICD 感染取出经静脉电极线的患者。其中 323 例存在先前弃除的电极线,1063 例无弃除的电极线。研究时间为 1996 年 8 月至 2012 年 12 月,为期 16 年。结果表明,与无弃除电极线组相比,有弃除电极线组更难取得手术成功。手术成功的定义是,成功拆除 ICD 和全部电极线及全部电极线材料(13% 与 3.7%;$P < 0.000\,1$)(表 9)。

表 9　操作与结局

结果	有弃除电极线的患者	无弃除电极线的患者	P 值
操作时间(min)	170	115	$< 0.000\,1$
透视时间(min)	13.2	6.6	$< 0.000\,1$
需要的特殊工具(%)	94.4	81.8	$< 0.000\,1$
急救经股工作站(%)	14.9	2.9	$< 0.000\,1$
任何并发症(%)	11.5	5.6	$0.000\,7$

两组操作过程罕见死亡(0.6% 有电极线,0.2%无电极线,$P = 0.02$)。

然而,在弃除电极线组常见保留的电极材料(11.5% 与 2.9%;$P < 0.000\,1$),这与 1 个月内的高死亡率相关(有弃除电极

线组 7.4%,无弃除电极线组 3.5%)。值得注意的是,有 16.2% 的患者因电极线残留需要外科开胸手术取出,有 41.2% 的患者因感染未能完全根除需要长期抗生素治疗。

会议联合主席、来自法国的 Christine Alonso 博士认为,在 ICD 校准和升级中取出电极线是一个非常重要的问题,并提出指南能否在这些发现的基础上做出更新。本研究中是否取出电极线的决定是建立在逐个评估病例的基础上。如果患者年轻、健康,ICD 没有感染,来自操作的主要并发症风险较低,可以这样做。但如果患者年老体弱,则情况比较可怕,因为败血症会带来更大挑战。因此,有弃除电极线的患者中,存留于血管之中的 ICD 零件已倾向于纤维化和周围组织粘连在一起,应该保留这种存在的粘连物;有弃除电极线的患者常见植被在电极线上的粘连物(两组相比为 27% 与 16.9%,$P=0.002$),而且比较大(5mm 与 1mm,$P=0.0003$)。

来自以色列的 Avraham Shotan 博士参加了这项研究,他认为与先前的报道相比,入选患者中有 2/3(67.8%)存在 ICD 植入口袋内的感染,其中 80% 以上的患者通过清洁局部和应用 9d 高剂量万古霉素和庆大霉素得以成功处理。

如果电极线有感染,别无选择,应该将它取出。但有些情况下很难,需要专家来做,60% 的感染是在植入的口袋里。实际上,本研究中手术成功的 53 例患者中,44 例保留了弃除的电极线,1 例死亡,8 例取出了弃除的电极线。

存在植入 ICD 口袋感染的患者中,40% 有败血症或菌血症的证据(做过血培养)。因此,即使存在口袋内感染,关键也是尽早发现血液中的感染。

(北京安贞医院急诊中心　李艳芳　译)

（七）2016 ESC-心血管风险来自高收缩压和
低密度脂蛋白胆固醇的蓄积

2016 ESC 公布的一项新的研究提示，心血管风险与收缩压水平升高和 LDL-C 相关，是独立的、可累积的。适度的降低危险因素，在预防心血管疾病上可显著获益。

本研究应用孟德尔随机化研究设计发现，长期暴露于 1mmol/L（18mg/dl）的低 LDL-C 和低 10mmHg 的收缩压，可降低近 90％的主要心血管事件风险。因此，从这项研究得出结论，LDL-C 和收缩压是独立的、倍增的、累积的心血管疾病风险效应。由于这些影响因素是多元的、累积的，因此，长期暴露于适度降低的 LDL-C 和收缩压等因素，可显著降低终身心血管事件风险，甚至在胆固醇和血压正常的人群也会获益。

这项试验肯定了大部分心血管事件是可以预防的。预防心血管疾病就可以显著改善和简化促进长期暴露于低胆固醇和低血压的预防规划。然而，公众预防规划要适应当地的风险因素、风俗习惯或当地的健康保健体系。现在需重新调整治疗方案，将 LDL-C 和收缩压保持在低水平，尽可能得到最大的获益。

观察性研究已表明，人们应在整个成年期保持理想的风险因素谱，使自身始终保持低的心血管疾病风险。然而，只有不到 5％的人保持这一水平。对比之下，孟德尔随机化研究始终如一地证明 LDL-C 和收缩压对于心血管疾病有因果和累积效应。

长期暴露于低 LDL-C 和低收缩压的效应，目前尚不清楚，新近的 HOPE-3 试验表明，联合降脂和降压治疗没有超越仅用降脂药物带来的降低心血管事件的获益。

当前研究的目的是评估长期暴露于低 LDL-C 和低血压对心血管疾病风险的影响，其次是评估简化预防策略，聚焦 LDL-C 降低 1mmol/L 和收缩压降低 10mmHg 的长期作用。为了这一目的,研究者使用了 2×2 析因孟德尔随机研究,对来自 14 个前瞻性队列或病例对照研究的 102 773 例患者进行评估,建立在已知与 LDL 或收缩压相关的基因多态性,与升高的 LDL 或收缩压水平相关的等位基因数目在每项统计的遗传得分的基础上。

这项试验实际上很少做遗传学检测,遗传得分不是用于预测风险,而是方便的仪器容许我们随机化将人群分为不同的组群。在此基础上,将患者分为四组:①对照组;②LDL 得分在平均值以下的 LDL 水平降低组;③收缩压得分在平均值以下组;④LDL 和收缩压得分都在平均值以下的低 LDL 和低收缩压组。

32 年的随访,共出现 14 368 个事件,低 LDL 和低血压既有联合作用,也有独立、倍增、累积的心血管事件效应。联合暴露于低 LDL 和低收缩压显著大于单纯暴露于低 LDL 的效应 $P=1.4 \times 10^{-14}$),显著大于仅暴露于低血压的效应($P=1.8 \times 10^{-23}$)。

由于低血压的低胆固醇可随时间而出现倍增和累积效应,联合暴露于低 1mmol/L 的 LDL 和低 10mmHg 收缩压的效应与心血管疾病风险降低 86.1% 有关(优势比 0.139,95% CI 0.114~0.170,$P=1.6 \times 10^{-83}$)。联合暴露于低 LDL 和低血压可减少所有终点事件 80%~90%,包括冠心病死亡减少 84%,并带来有意义的全因死亡率减少。这种效应在男性和女性,吸烟者和不吸烟者,有无糖尿病,LDL-C 在 3.5mmol/L 以上或以下,收缩压在 120mmHg 以上或以下的患者都是相似的。提示联合暴露于低 LDL-C 和低收缩压的获益将扩展到血压和胆固醇水平均正常的人群。

如果作为一名医生不会处理生活方式,就不会帮助患者,就是错失良机。你可能给予患者许多药物,但药物不能取代生活方式。在试验设计者的机构内,成功治疗心脏事件后,需要向患者强调,不改善生活方式会受到严重警告,亮黄牌。随后会给患者采用新的预防路径,通常是提供护士私人教练,训练患者改变生活方式,远离导管室的支架置入。

（北京安贞医院急诊中心　李艳芳　译）

(八)2016 ESC-追踪心率有助于评估健康运动水平

来自挪威特隆赫姆科技大学的 Javaid Nauman 博士提交给 2016 ESC 的一项研究表明,应用评估运动过程心率变化的新装置,可能比现有评估减少心血管疾病需要做多少体力活动的方法更具科学性。

人们需要知道为保持健康应从事多少体力活动,但迄今为止,还没有一个简单的公式能做到这一点。为此,Javaid Nauman 博士研究了心率变化能否作为指导身体对运动反应性的监测工具。目的是知晓开发有价值的公式将心率的变化转换成指导人们需要做多少体力活动的工具。

作为 Hunt 流行病学研究的一部分,研究者应用 PAI(体力活动指数)评分对挪威 39 298 例男性和女性随访了 28 年。随访中发现,与 PAI 评分 30 的参试者相比,PAI 评分 100(1 周内)的参试者心血管死亡风险更低,平均生存期延长 5 年。

PAI 将来自任何体力活动的心率数和个人信息(年龄、性别、静息和最大心率)转换成简单的评分,终点是在 7d 的滚动窗口保持 PAI 评分 100 以上,防止与心脏疾病相关的过早死亡。PAI 评分对不太健康的个体具有特别的吸引力,因为这些人认为获得 PAI 评分很容易,起始不需要做太多运动就能获得评分,而且分值高对健康有益,尤其是只做简单的事情,如散步、和孙辈们玩耍就能得分,活动越多,评分越高。

每个人做任何一组运动都会产生不同的 PAI 评分,因为每个人运动过程中的心率变化是不同的,一个明显不太健康的个体步行 150min 会产生 40 分 PAI,但剧烈运动 40min 就能得到 100 分 PAI。

PAI 评分适合每一个人,无论老少,健康与不健康,因为这是简单易懂的数字。运动中心率升高越多,对 PAI 评分的贡献越大,累积 PAI 分值就越快。但也可以通过低强度长时间工作获得

PAI 评分。本研究结果提示,保持 PAI 评分在 100 或以上可以预防过早死亡。

这是一个有用的测量工具,特别适用于不太健康的个体,他们可以通过每周进行适度活动获得 100 分 PAI,而当人们身体健康时会更加努力工作,获得同样的 PAI 评分。这是一个有价值的测量工具,会使人们从沙发上站起来得分,但研究者担心心率的增加是否来自压力,如果这样就会影响研究结果,给人造成错觉,使人感到体力活动已足够。实践中人们会认识到,即使少量有规律的体力活动也能够获益,这将有助于说服不愿去健身房活动的人们,让他们认识到无论活动量大小都会产生有意义的 PAI 变化,累积分值。

记录身体活动水平已越来越受欢迎,瑞士保险公司甚至启动了对提供这种装置显示活动水平数据的人们提供打折保险费项目,目前是建立在提供 10 000 步模型的基础上。

本研究分析显示,根据 PAI 评分将 Hunt 研究的参试者分为 0,1～50,51～99,＞100 共 4 个组,0 分代表不活动,作为对照组。平均随访 28.7 年后,有 10 062 例死亡,其中 3867 例死于心血管疾病。在调整了多种混淆因素之后,与对照组相比,PAI 评分 100 的男性的心血管疾病风险减少 17％,同样评分的女性减少 23％;男性全因死亡风险降低 13％,女性降低 17％。当 PAI 评分＞100 时,不论年龄和危险因素(吸烟、高血压、超重或肥胖)如何,全因死亡和心血管疾病的死亡风险都有相似的减少。全因和心血管死亡的降低与 PAI 评分相关,已证实 PAI 评分＞100 有最高的风险降低。

这种记录 PAI 评分的手表样的装置已由 Mio Global 公司开发,并已推向市场。

（北京安贞医院急诊中心　李艳芳　译）